SHODENSHA
SHINSHO

ロボット手術と膀胱がん・尿管がん

大堀 理

祥伝社新書

はじめに

泌尿器科では男性の前立腺がんが最も多い悪性疾患《しっかん》ですが、次に多いのが膀胱《ぼうこう》がんです。一般的に前立腺がんは成長がゆっくりで、命を脅《おびや》かす可能性は少ないのですが、膀胱がんはしっかり治療をしないと生活や命を脅かされる結果となります。

日進月歩《にっしんげっぽ》で医学は進歩しています。泌尿器科の中では前立腺がんの場合、血液のPSA（前立腺特異抗原）検査で早期発見されることが多く、ロボット手術、放射線、薬剤治療も劇的に進歩しました。

また、腎《じん》がんは検診や人間ドックの超音波やCT（コンピュータ断層撮影）検査が普及し、小さいうちに早期発見されることが多く、これもロボット手術で切除可能なことも多く、さらに再発・転移を起こした時の薬物療法も、劇的に進歩しました。

一方で、膀胱がんはどうかというと、当然、多方面での進歩はありますが、血尿→内視鏡《ないしきょう》手術→再発予防のBCG治療（後述します）→再発したら内視鏡手術→膀胱がんの根《ね》が深ければ、あるいはBCG治療後再発したら→膀胱全摘、という大きな流れには変わりはありません。

その中で、膀胱全摘でロボットが使えるようになったのは、1つの朗報かもしれません。以前からあった開腹の膀胱全摘は、出血が多い、術後の痛みが強い、傷の感染などが多いという問題がありましたが、ロボット手術になり、これらはかなり減って身体への負担が少なくなりました。また、再発・転移に対する効果のある抗がん剤、免疫チェックポイント阻害薬が開発されたのも、大きな進歩だと思います。

さらに今回のもう1つの主題である腎盂《じんう》がん・尿管《にようかん》がんも未だに診断が難しいがんですが、結局は早期診断をして早期手術という基本に行き着きます。その手術はとても厳しく、問題のある尿管と共に腎臓も一緒に取る治療です。幸い、腎臓は2個ありますので1個を取ってしまっても多くの場合は生活に問題は起きません。しかし、膀胱がんと同様で、他のがんと比較すると、どうも進歩が遅い気がします。その中でも最終的なロボット手術で2022年4月から保険適用が認められたのは、これも朗報かもしれません。

膀胱がんの場合には、「痛くもかゆくもないけど尿が赤くなった」のを契機に発見されることが多いのですが、痛くもかゆくもないので何もせず様子を見てしまう危険もあります。

多くの場合、内視鏡で膀胱の中を見れば診断がつきます。以前は太くて硬い内視鏡でしたので、特に男性は痛い・辛《つら》い検査でしたが現在はかなり細い・柔《やわ》らかい内視鏡なので一瞬の不快感程度ですみます。どんながんでも、早期発見・早期治療が病気を治す上での基本ですが、膀胱がんもそうです。目に見える血尿があれば迷わず泌尿器科を受診していただきたいです。

尿管がんは、血尿を契機に診断されたり、健康診断などで尿の通りが悪いことがわかり、超音波検査で腎臓の腫《は》れが指摘されて見つかったりします。

現在はインターネットから多くの情報が得られる時代です。しかし、実際に血尿や膀胱がん・尿管がんの診断に至った時に、まとまった情報を得ることができるサイトが少ないと、私は感じています。また一般的な病気の情報だけではなく、実際の内視鏡手術はどのような手術で、手術後どのような状況になるかなどの情報は、なかなか手に入りません。さらに、実際に診断した後に患者さんに説明する際にも十分な時間がかけられず曖昧《あいまい》に終わってしまうこともあります。

そこで、膀胱がんと尿管がんの全体をカバーし、特に最新の内視鏡手術やロボット手術を中心に解説するために、本書を上梓しました。

2023年8月

大堀《おおほり》 理《まこと》

目次

第2章　膀胱がんの診断

第3章　膀胱がんの病期分類と治療方法

第4章　早期膀胱がんに対する治療

第5章　浸潤膀胱がんに対する治療

その他の障害　115

尿路変更　121

第6章　腎盂がん・尿管がん

第7章 化学療法・免疫療法

第8章 経過観察と予後

写真出所　すべて著者
図表作成　篠　宏行
本文ＤＴＰ　キャップス

第1章

ロボット手術

その歴史

あっと言う間《ま》に、日本でもロボット手術が一般的なものになりました。アメリカでは、もともと戦場で負傷した兵士を遠くにいる医師が遠隔操作で治療するという軍事産業を背景にして、ロボット医療が発展しました。そのあたりは日本とだいぶ違いますが、アメリカのインテュイティブサージカル社の手術支援ロボット「ダビンチサージカルシステム（以下、ダビンチ）」の優れた機能により、手術がより安全で体内機能を残せるものとなりましたので、世界中に普及し、日本でも現在４００台以上が稼働しています。

当初より機能面では優れていたものの、導入コストが莫大であったことが問題でしたが、最近では、日本製の「ｈｉｎｏｔｏｒｉ（ヒノトリ）」やアメリカ製（本社アイルランド）の「Ｈｕｇｏ（ヒューゴ）」などの新しいロボットシステムが出現し、普及し始めていますので、コスト面での改善も大いに期待したいと思います。

ロボットのタイプにもいくつか種類があります。通常は① True robot：ロボット自体が知能を持ち判断力を備える完全な形、②人が操《あやつ》るタイプ（master-slave）に分けられます。現在のいずれのロボット手術も、②のタイプです。

遠く離れた場所からの遠隔操作によるロボット手術も可能ですが、アメリカの厚生労働省であるＦＤＡ（アメリカ食品医薬品局）が患者さんと同室によるロボット手術を前提に認可しているように、当然ですが機械の進化を常に高い倫理観のもとにコントロールすることが必要になります。また、仮に遠隔操作で手術を実施しても、患者さんのすぐ横には遠隔操作の術者と同等の能力を持った医師がいないと安全は担保されません。

将来、ＡＩを利用した自立型のロボット手術も不可能ではないとは予想されますが、動物実験などでよほど確証を得ないと実際は難しいと思いますし、利用の際には責任の所在も常に明確にしなければならないだろうと思います。

臨床ではじめてロボットが用いられたのは、１９８５年に実施されたＣＴガイド下に脳へ針を刺す検査でした。きわめて細かい（0・05㎜）正確性で行われており、その後、ＦＤＡで認可されています。１９８６年には前立腺を削《けず》るロボットが報告され、整形外科領域においても大腿骨《だいたいこつ》や膝関節《ひざかんせつ》の手術にロボットが使用されています。これらは、ロボット工学の発展のみならず、ＣＴ、ＭＲＩ（磁気共鳴画像）、血管造影《ぞうえい》などの、詳細で鮮明な画像の発展によるところも大きいのです。なにしろ、よく見えなければ計画の立てようもありませんから。

われわれ泌尿器科医に、ロボット手術の現実味をもたらしたのは、コンピュータモーション社による「ＡＥＳＯＰ（automated endscopic system for optimal positioning）」です。腹腔鏡《ふくくうきょう》の手術の際には、重い内視鏡を助手が何時間も持っていなければなりませんが、助手の代わりに内視鏡をロボットのアームにつけて、手術する人の声を認識して、内視鏡操作が可能となりました。

私も何度か手術に入ったことがありますが、認識する単語が英語で、前へ、後ろへ、上へなどを英語で言うために、言葉の認識が今一つであったこともあり、あまり普及はしませんでした。

その後、1997年にはベルギーにおいてインテュイティブサージカル社のダビンチが胆嚢《たんのう》摘出手術に応用されています。

1999年にはコンピュータモーション社により「ゼウス」が開発されました。これは現在のダビンチに似ていて、手術する人がコンソールに座り、3D画像を得るためにゴーグルをつけて手術をするシステムでした。この会社は2003年にインテュイティブサージカル社に吸収され存在しなくなりました。しかし、2001年にはゼウスを使い、はじめて通信を用いて、フランスのストラスブルグでの胆嚢摘出のロボット手術を6000㎞離れたアメリカ・ニューヨークの医師が実施しています。

2000年にはじめて泌尿器科医のビンダー先生らが、ロボットによる前立腺全摘手術を実施しました。その後、アメリカ・ミシガン州のヘンリー・フォード病院のメロン医師やフロリダ病院（Global Robotic Instutute）のパテル医師らにより多くの手術が行われ、標準的な手術が確立されていきました。

したがって、ロボットによる前立腺手術はすでに23年以上の歴史があるわけですが、その進歩・普及は目覚ましく、今やアメリカでの前立腺全摘のほとんどがロボット手術で実施されています。

さらにその適応は膀胱、腎・尿管手術に広がり、また心臓外科・肺外科・消化器外科・婦人科・耳鼻科などでも普及しつつあります。現行のダビンチは第4世代でその完成度は高く、当面はマイナーな改善と共にさらに進化していくのだと思います。

日本では主に医療経済の壁が立ちはだかり、欧米に比べて、ロボット手術の導入はかなり遅かったのですが、前立腺がんが保険収載《しゅうさい》された後に急速に広まりました。今や世界でも有数のロボット大国になりましたが、これほど普及した背景には、手術頻度の高い前立腺がんの影響があったのは間違いありません。

その後、泌尿器科では腎がんの腎部分切除術、膀胱がんの膀胱全摘術、腎がん、副腎腫瘍《しゅよう》、腎盂尿管移行部狭窄症《きょうさくしょう》などが保険で認められ、さらに普及しつつあります。東京国際大堀病院（以下、当院）では、すべての手術を実施しています。

泌尿器科の次にロボット手術が普及したのは、婦人科です。前立腺同様に狭い骨盤内での手術でロボットの良さが発揮されますので、子宮筋腫《きんしゅ》や臓器脱ではすでに多くのロボット手術が実施されていますし、今後、子宮体《たい》がん、子宮頸《けい》がんなどもその頻度を考えると増えていくと思います。

当院はユニークな泌尿器科・婦人科の専門病院で、小さい民間病院なのに、現在2台のダビンチが入っており、開院以来、4年間で1350例のロボット手術を実施しました。総合病院ではない専門病院でこれだけ多くの手術を安全に実施できているのは、ロボット手術が安全であることの証《あかし》だと思います。

どんな分野でもそうですが、良い手術を行うには術者の経験・病院の経験がものを言います。手術する人は専門医であり、さらに企業が運営する動物を対象とした手術操作の練習を含む教育コースを受け、さらにロボット手術をしている病院への見学をして認定証を受けて、はじめてロボット手術ができるようになります。また、病院としての施設基準もあり、病気の種類によりやや異なりますが、専門医が2人以上いて、初期には経験者の指導を受け入れ、一定の症例数をこなした上ではじめて保険を適用したロボット手術が可能となります。

ダビンチ

ダビンチは、初期にスタンダードという機種で開始、その後、第2世代のS、第3世代のSiと改善され、現在では第4世代のXあるいはXiが世に出ています。XやXiは過去の第1~3世代のダビンチとは大きく異なり、術者の操作性が大きく向上しました。コンソールはコンパクトとなり、ペイシェントカートの構造が改善され患者さん(手術台)へのアプローチの自由度も高くなり、患者さんの体位の異なる種々の疾患に対応することが、可能になりました。

また、手術シュミュレーターは、コンソールの背部に装着することが可能で実際の手術に近い形で練習することが可能となり、これは経験の少ない術者にとって朗報だと思います。第3世代のSiから出現したダブルコンソールがXiでも可能となり、コンパクト化されたコンソールを2台並べ、同時にまったく同じ視野で2人が術者として参加可能である上に、経験豊富な術者が直接指導できるので教育的価値や安全性も高められると考えられています。当然、ダブルコンソールにすることでコストはかさみますが、多くの疾患を一定数以上実施する施設では、導入する価値は大いにあると考えます。

当院では2021年秋から2台目を導入し、時々、ダブルコンソールで実施しています。第4世代では術者が手元でできる種々のコントロールの内容も充実しており、より便利になりました。さらに超音波など他の画像をコンソール内に表示することが可能となり、術者が術野と画像を比較しながら手術することもできるようになりました。

最近では、患者さんのお腹に開けるポート用の穴が1つですむシングルポート用のロボットが、すでに臨床応用されています。

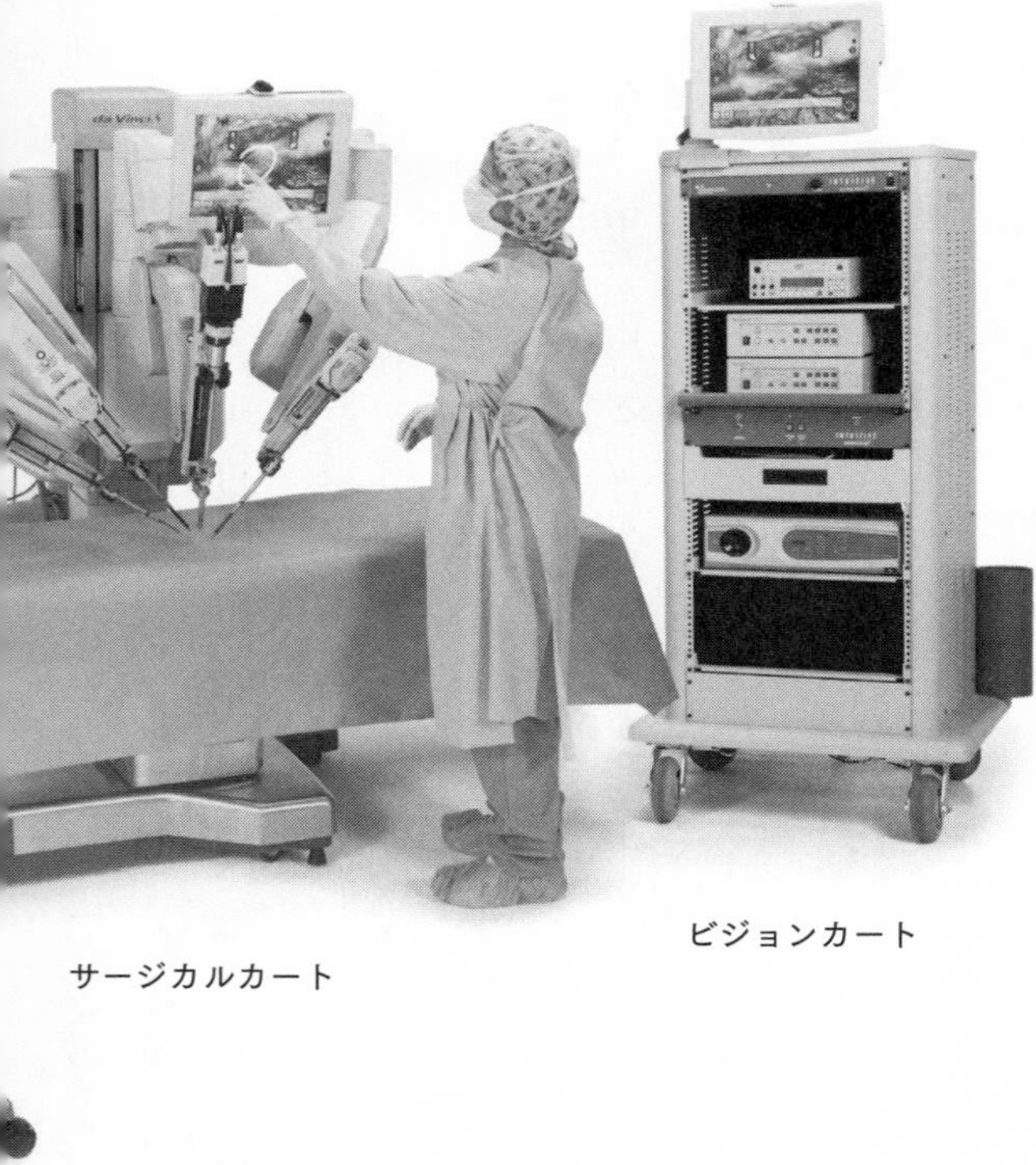

ビジョンカート

サージカルカート

患者さんが手術台の上に寝て、お腹の中に入るポートを入れ、そのポートにロボットのアームを付けて操作するサージカルカート(30ページ左)、内視鏡を繋げる器械とお腹の中に二酸化炭素を入れる器械などが集まるビジョンカート(30ページ右)、術者が座って鉗子を遠隔操作するサージョンコンソール(31ページ)の３つから構成される

ダビンチ

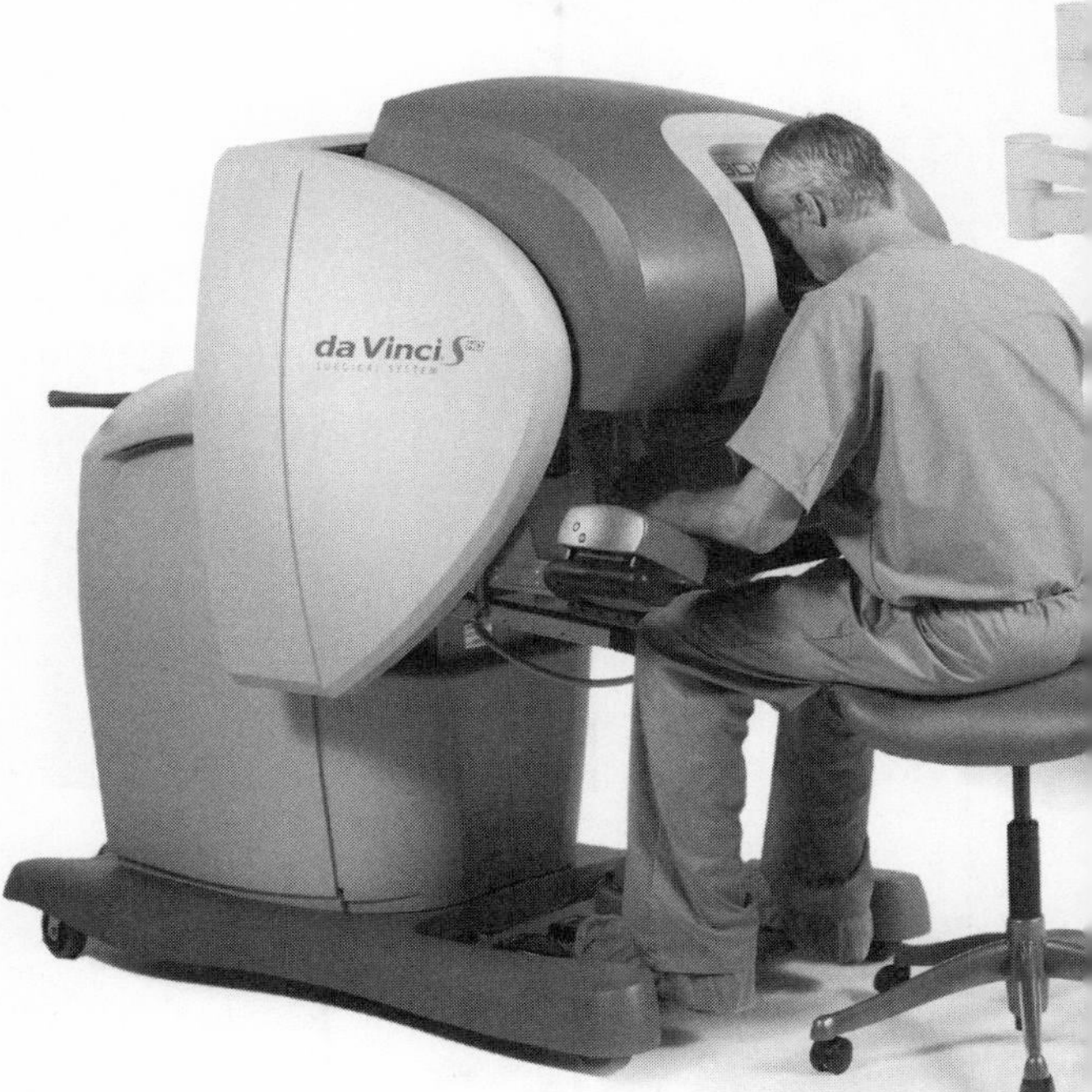

サージョンコンソール

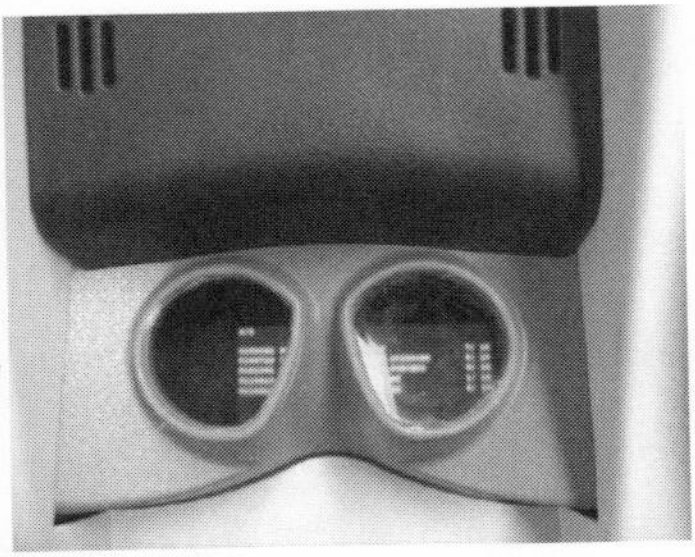

ビューワー

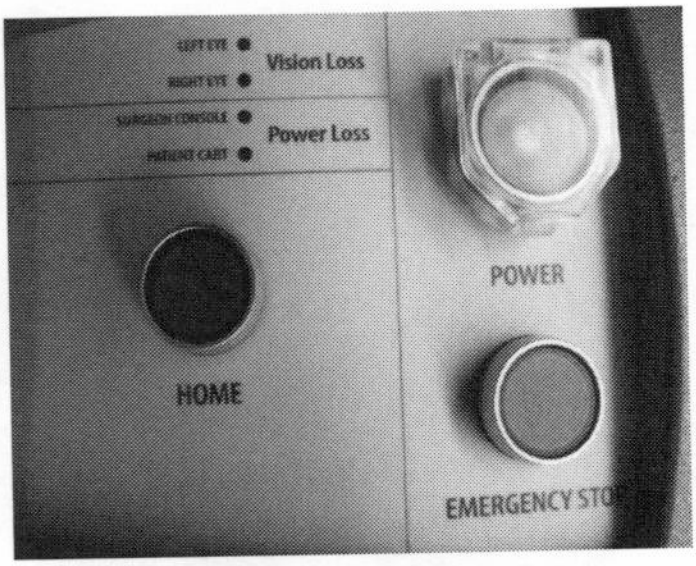

電源、開始ボタン、緊急停止ボタン

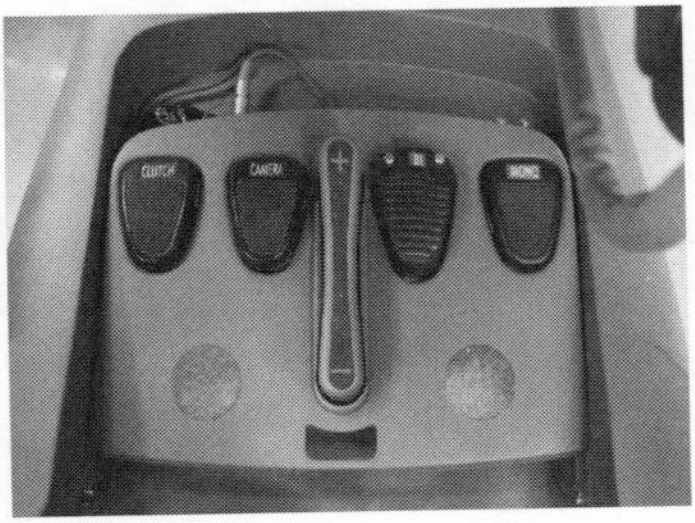

フットペダル

ダビンチのサージョンコンソール

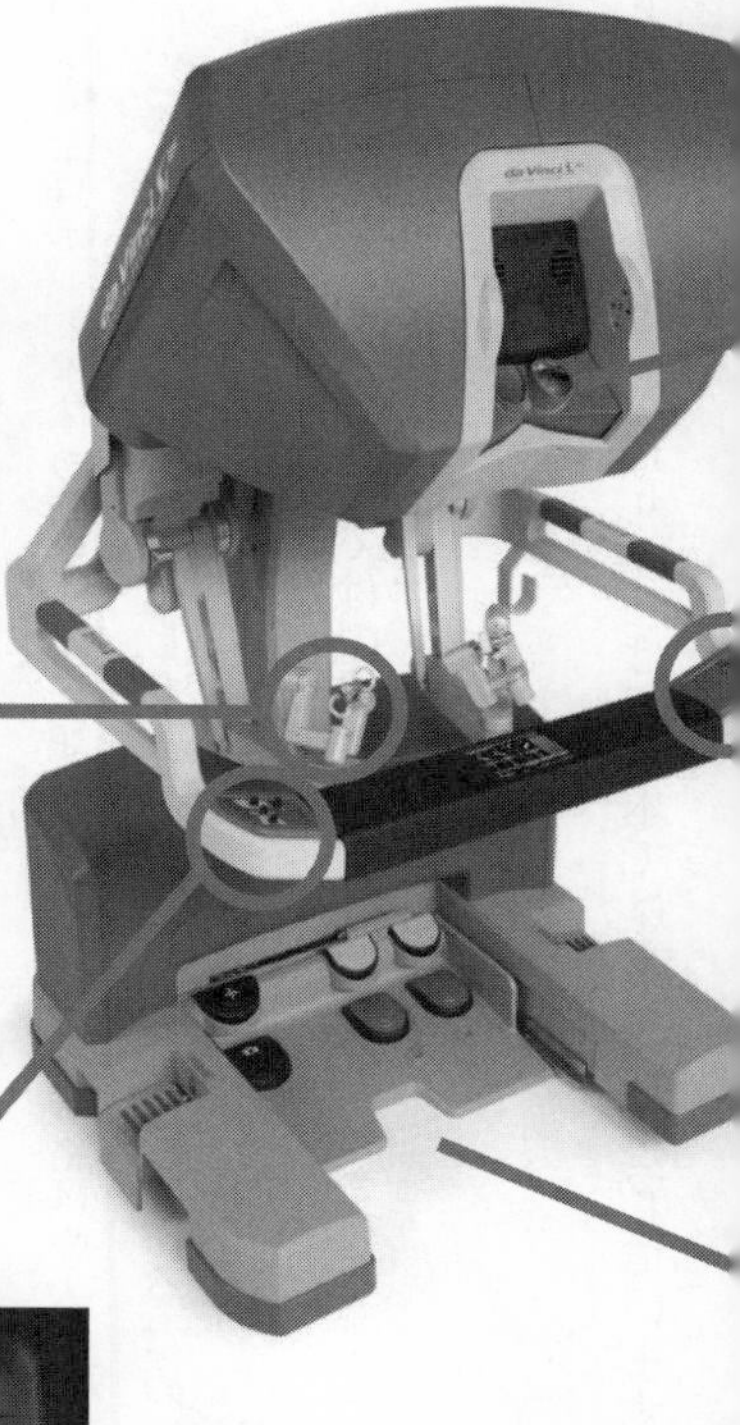

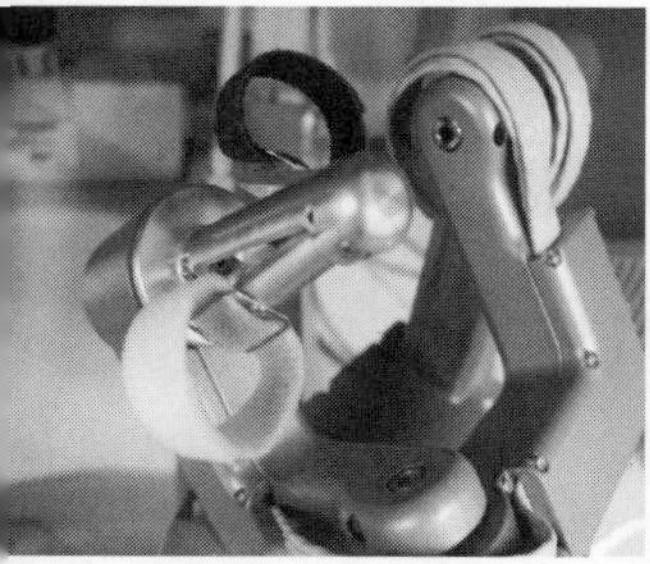

マスターコントロール

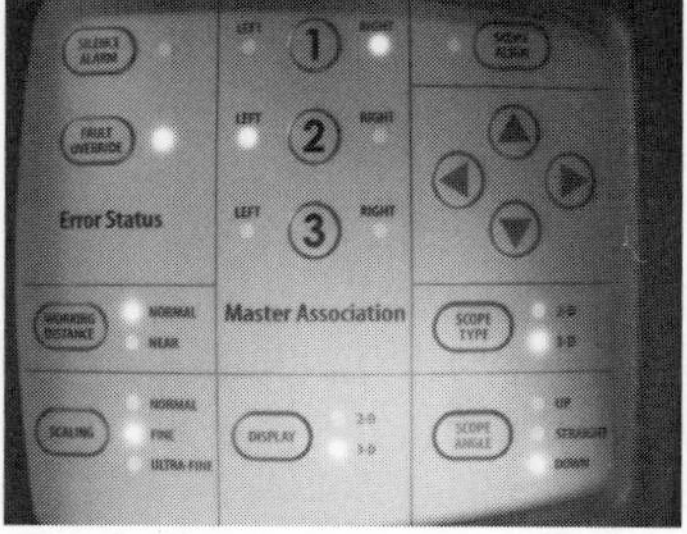

カメラ調整、アングル調整、鉗子の選択など

hinotori

メディカロイド（川崎重工とシスメックスの合弁会社）によるhinotoriは、待望の日本製手術支援ロボットです。基本の構造はダビンチと同様ですが、コストはすこし抑《おさ》えられていると思います。

日本では以前の開腹手術や腹腔鏡の手術と比較した場合、ロボット手術の保険点数が同様かわずかに加算されている程度で、実際の医療現場ではコストについて常に悩んでいます（ロボット本体の価格、鉗子《かんし》類の価格、保守の価格は膨大です）。

したがって、健全な病院運営をして多くの患者さんに貢献するためにも、コストが大きな課題となっています。そういう意味でも、機能に問題のない日本製の出現は喜ばしいことですし、日本ならではの機能面での改善も期待されるところです。

Hugo

メドトロニック社製のHugoは、日本では1台が稼働しています（2023年7

Hugo

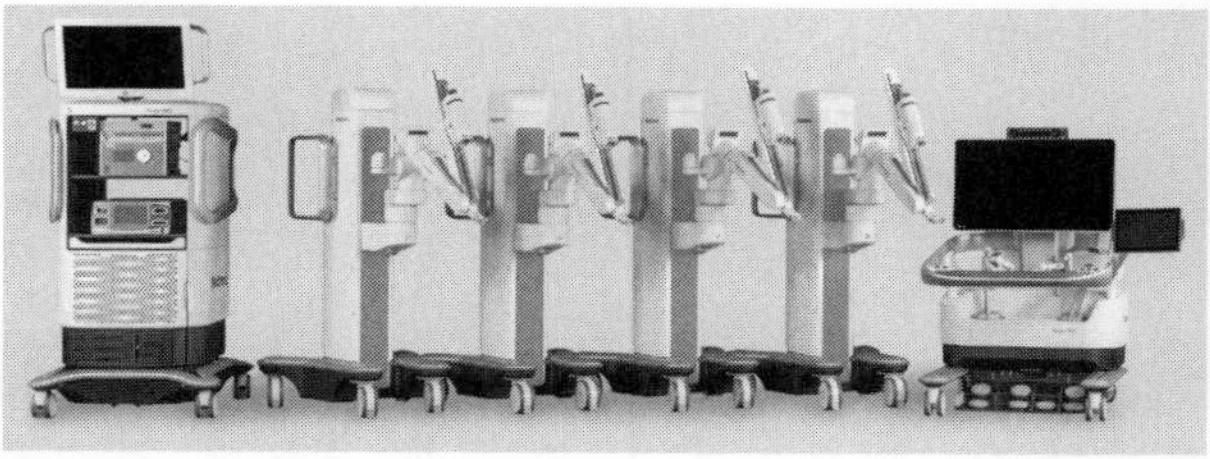

右から術者が座って手術をするコンソール、それぞれアームが付いた4台の本体、内視鏡を繋げる器械とお腹の中に二酸化炭素を入れる器械などが集まるビジョンカート

月時点)。特徴的なのは、ダビンチやhinotoriが本体は1つで、そこからロボットのアームが4本出るのに対して、Hugoは本体が4つあり、1つの本体に1本のアームがつくことです。鉗子同士の干渉が防げる可能性があり、今後のロボット機器の1つの形かもしれません。

また、術者が座るコンソールは、ダビンチやhinotoriでは術者が覗《のぞ》き込むようにして見るのですが、Hugoはオープンスタイルで目の前のモニターを3D仕様のメガネをかけて見ます。術者以外の人も同じ画面を見ることが可能です。

どうしてロボット手術が良いのか？

開腹手術でも、腹腔鏡手術でも手術の目的は同じで、悪いものをきれいに取り除く、種々の残すべき機能を保つ、ことです。さらに目的を達成するだけでなく、結果的に患者さんの体に負担の少ないことが求められます。これらを実現する上で、ロボット手術は、以下に説明するように多くのメリットがあります。

よく見える

どんな小さい手術でも、大きい手術でもよく見えるのがとても大切です。経験豊かな良い術者の基本は、切り方がうまいとか縫《ぬ》い方がうまいなどありますが、共通しているのが視野（見える範囲）の出し方がうまいことです。

開腹手術ですと、術者が良い視野を出して、それを助手が特殊な器械を持って保持します。しかも長時間にわたる手術中、ずっと保持しなければならないので大変です。術者は視野が悪くなるとやりにくくなるので、助手に「しっかり持て」と叱咤激《しったげき》

3D画像手術

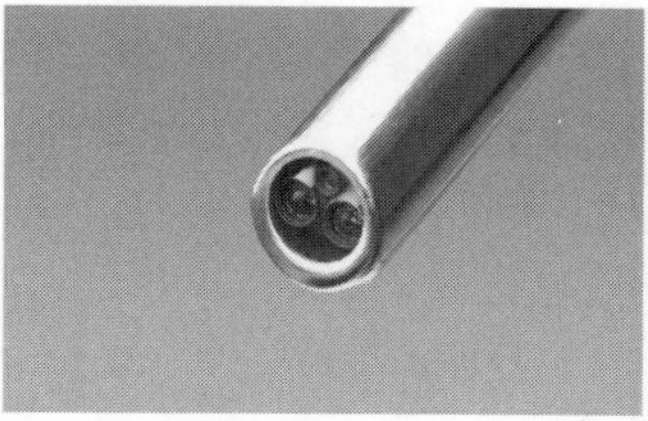

2つのレンズ

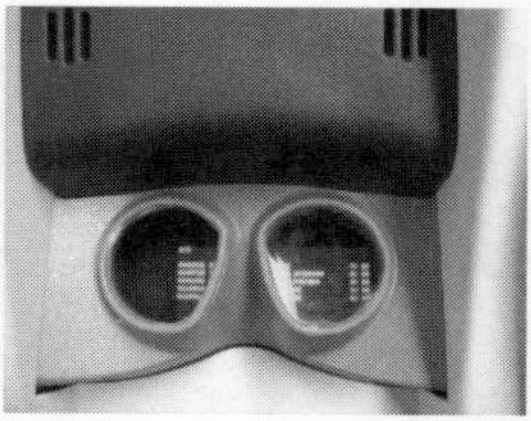

偏光眼鏡なしで立体的に見える

励《れい》（!?）することになります。

ロボット手術では、術者が内視鏡を自在に動かして見たいところを見ることができ（助手いらずということです）、しかも10倍に拡大して見ることができます。以前は開腹手術はとても見にくく、さらに出血も多く大変でした。私が最初にロボット手術をした時にはよく見え、開腹手術ではわからなかった細かい解剖も確認でき、とても感動しました。

また、ロボット手術はお腹の中に入る内視鏡が左右の目に分かれており、3Dで見ることができます。腹腔鏡の手術も良い手術ですが、基本的には2D画像で手術するために遠近、深さなどがわかりにくい時があります。

繊細な動き

術者からは、よく「自分の手がお腹の中に入ったようだ」と表現されます。きわめて繊細な動きが可能だからです。当院の内覧会の時、一般の方にロボットを操作してもらいましたが、皆さん直感的に動かせる鉗子の動きに驚かれていました。

骨盤の奥深くにある前立腺の手術はもちろんのことですが、心臓の手術で細かい血管を縫い合わせたり、耳鼻科の手術で周囲に細かい神経や血管がある中での咽頭《いんとう》がんの手術をしたりと、緻密《ちみつ》な作業ができることの証明かと思われます。

この繊細な動きを可能にしている要因の1つがスケーリングです。術者の手元のハンドルを10㎝動かすと、実際のお腹の中の鉗子は5㎝動きます。このことでさらに微細な動きが実現できているのです。

手振れがない

お腹を開ける一般的な手術でも、術者の手は細かく震《ふる》えてしまうことがあります。

多関節機能

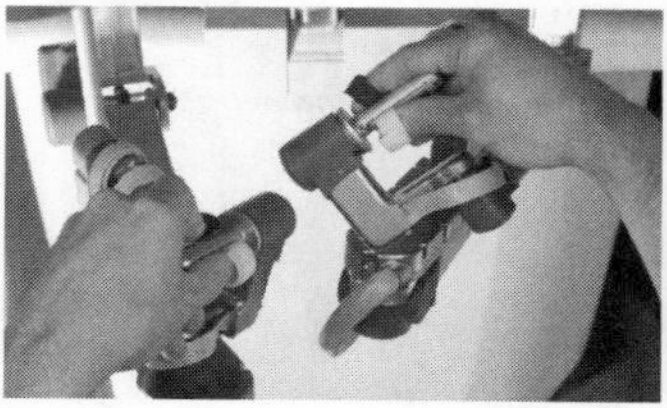

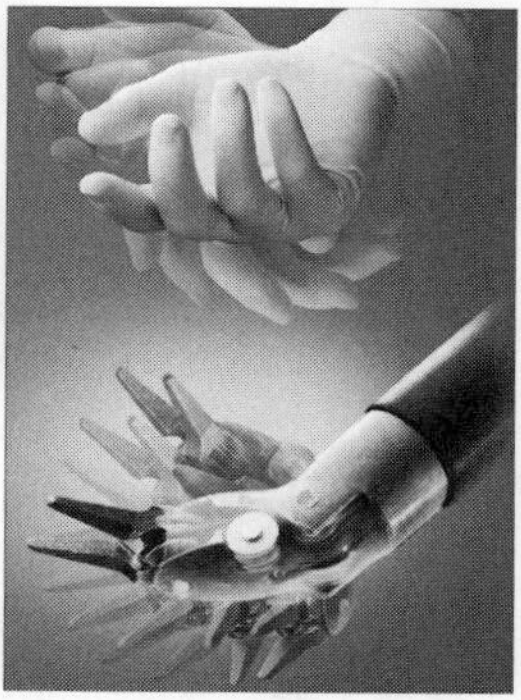

7度の自由度

ロボットでは手振れ防止機能があり、実際、手術中の鉗子がブルブル震えることはありません。これは細い血管などを縫う時にはとても大切です。

出血が少ない

これはロボット手術だけでなく腹腔鏡の手術でも共通のことですが、手術中に二酸化炭素ガスをお腹に入れて膨《ふく》らませてから手術をしますので、そのガスの圧力で血管が圧迫されて出血が少なくなります。さらに患部が拡大されてよく見えますので、細かい出血もすぐ電気メスで止血することができます。

術後の痛みが少ない

従来の開腹手術はお臍《へそ》の下にまっすぐに8～12㎝の傷をつけますが、腹腔鏡の手術やロボット手術では5～8㎜の穴を6個開けます。

お腹の傷を大きくつけると手術後の痛みは強く、開腹手術は手術当日や翌日は重症感がありますが、ロボットの場合、さすがにベッドから起きる時には痛みを感じるものの、翌日でも普通に話をすることができ、大きな手術をした感じがしません。個人差はありますが手術後3、4日でかなり普通に戻ります。アメリカでは手術後、数日内に退院となります。これは保険のシステムやかかる入院費の違いから起こることです。

手術後はできるだけ動き、肺炎などの手術後の副作用を防ぐのがよいので、その意味では素晴らしいことですが、実際は、痛み止めを持たされ退院する患者さんは大変で、必ずしも優しい医療とは言えません。これも、痛みが少ない手術がさせる技ですが、けっして小さい手術ではありませんので、少なくとも手術後しばらくは入院して

ダビンチのポート挿入

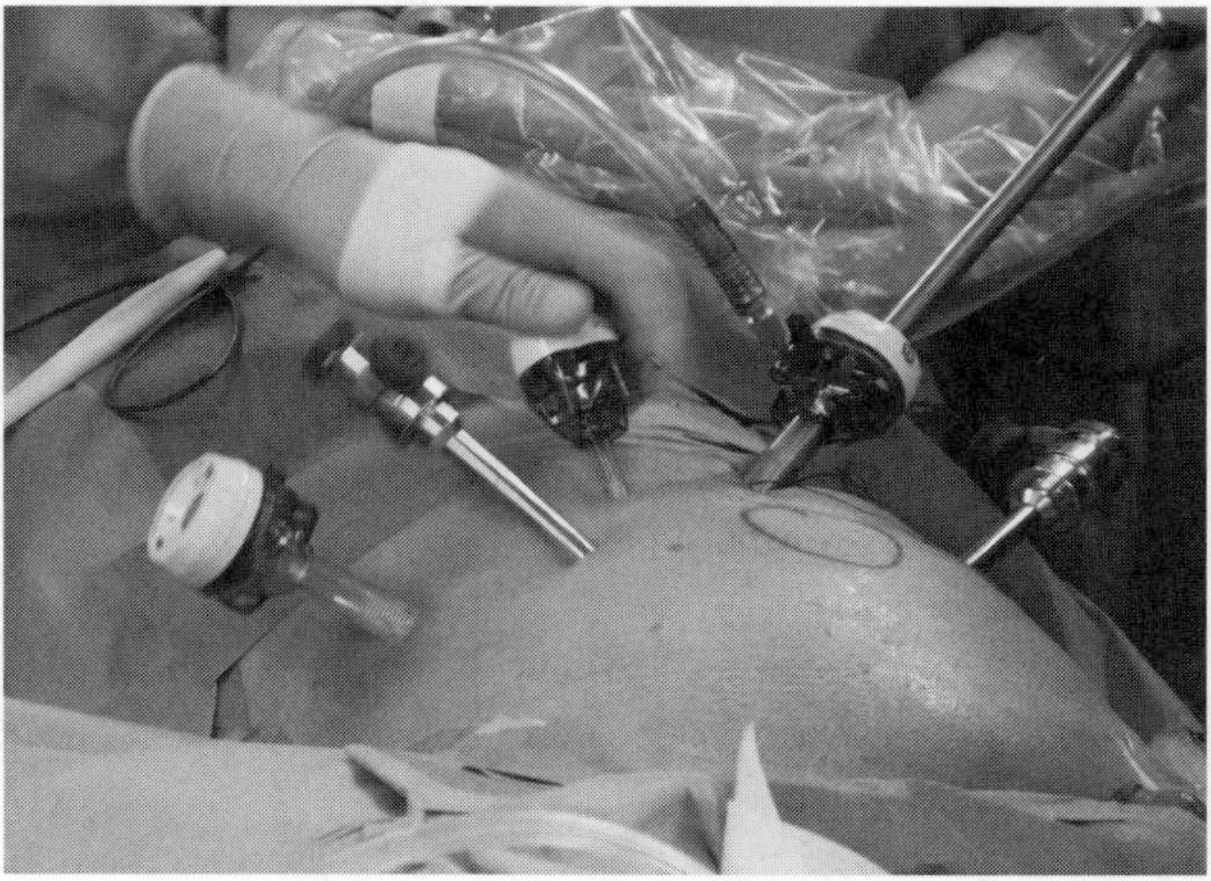

様子を見るのがよいでしょう。

ロボット手術の欠点

コスト

当初から、その価格の高さは指摘されていました。1台3億円、さらに年間の保守料が数千万円でしたから、買うことができるのは大学病院のような大病院だけでした。現在は競争相手も出現しましたので、やや価格が落ち、保守料も低下してきました。

このコストの問題は実は複雑です。ロボット手術になり、副作用も減り、手術後のトラブルも減りましたし、輸血するのも稀《まれ》になってきました。トータルで考えると、かかる医療費はけっして多くなったわけではないと思います。したがって、国としては実はロボット手術を推《お》し進めることは悪いことではないと思います。ただし、実際にロボットを買って実践するわれわれにとっては、ロボットや周辺機器のコストダウン、保険点数の増加を望むばかりです。

触感がない

自分の手で行う手術と違い、触感がないことが欠点とされます。腹腔鏡の手術は長い鉗子を自分の手で操りますから、触感はある程度わかります。しかし、ロボットでは鉗子はロボットのアームに繋《つな》がっていますので、触感はわかりません。

ですから、慣れないとロボット手術の際、鉗子で糸を結ぶ時、力加減がわからず切ってしまうことがあります。しかし、慣れてくると見た感じで強さがわかってきて糸を切ることはなくなります。現在、多くの研究者が触覚のある鉗子を開発中のようですが、「触覚」と言っても奥が深く、単純に指先の圧を感じるものを作るということではないようで、指先の血管の血流やいろいろな要素があるようです。さらに膀胱・尿管の手術に限ると、触覚が加わることでどれくらい手術が改善するかはよくわかりません。

ロボット手術で問題が発生したら？

当院では、すでに1350例以上のロボット手術を実施しましたが、機器トラブルで手術が止まったことはありません。世界的な報告でも機器トラブル率は（メカニカルフェイラー率）は2％以下で、きわめて信頼のおける機器だと言えます。

さらに当院ではロボットが2台あるので、1台に問題があっても、もう1台で代用できます。ロボット手術が始まった初期には、ロボットが壊れた場合は腹腔鏡手術や開腹手術に移行する場合があると説明していましたが、現在ではその可能性はほぼな

実際の手術風景

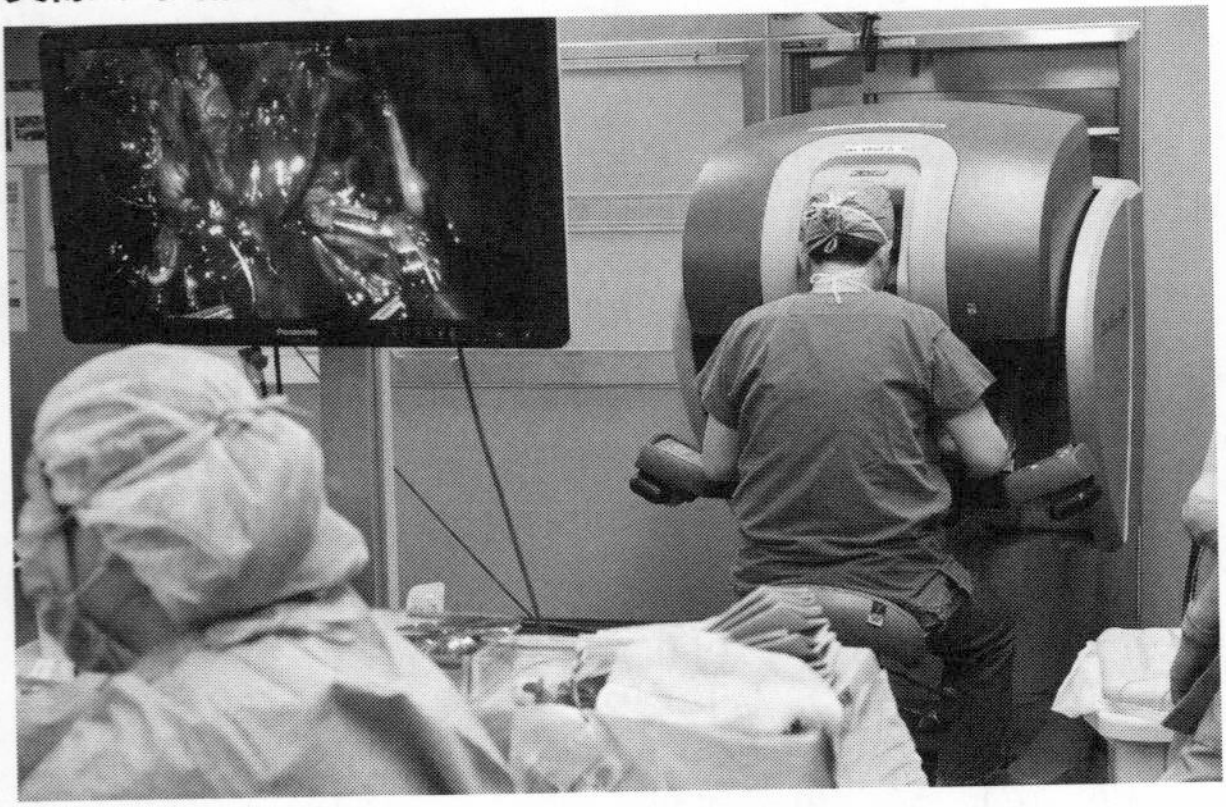

ダビンチのサージョンコンソールを操作する著者

く、可能性として文書には載せますが、われわれの頭の中にも故障でトラブルということはなくなっています。

第2章 膀胱がんの診断

膀胱とは

膀胱は骨盤の奥深い場所に位置します（48～49ページの図）。男性は前が恥骨《ちこつ》、下は前立腺、後ろは直腸《ちょくちょう》に囲まれています。女性は前が恥骨、後ろは膣《ちつ》・子宮に囲まれています。膀胱は腎臓から送られてくる尿を溜《た》め（蓄尿機能）、出す（排尿機能）という大事な役目を担《にな》っています。

膀胱がんの全体像

頻度

人口10万人あたり、18・5人が膀胱がんになります（男性28・5人、女性9・1人）。２０１９年には、２万３８８３人が膀胱がんと診断されています。男性１万７４９８人に対して女性５８８５人で、明らかに男性に多い病気です。２０２０年の膀胱がんによる死亡数は９１６８人（男性６２４４人、女性２９２４人）でした。

近年、すこしずつ膀胱がんは増加傾向にあると言われますが、これは全体的に平均寿命が長くなったせいであるとされています。

危険因子

意外に思われるかもしれませんが、膀胱がんの最も危険な因子は喫煙です。膀胱がんの約半数は喫煙と関連すると言われており、喫煙によって生じる発がん物質が膀胱の上皮《じょうひ》に触れることでがんが発症することが証明されています。

喫煙者は非喫煙者の2倍以上、がんに罹《かか》るリスクがあり、さらに喫煙者が非喫煙者より6年も早くがんが発症することも言われています。喫煙の本数や年数が多ければ多いほど、リスクは上がります。一方で、禁煙することでリスクが減ることもわかっており、10年以上禁煙するとリスクは2倍以下となります。ですから、とにかく今すぐに禁煙することが大切です。

その他の危険因子には、アミン系の物質を扱う工場勤務などで罹る職業性のものも

ります。また、最近では家族の遺伝も指摘されつつあります、家族ですと同じ環境のもとでの影響も考えられますが、すでに問題となる遺伝子も見つかりつつあります。近親者に尿路上皮がんの人がいると、1・7倍のリスクがあるとも言われています。

膀胱の位置1

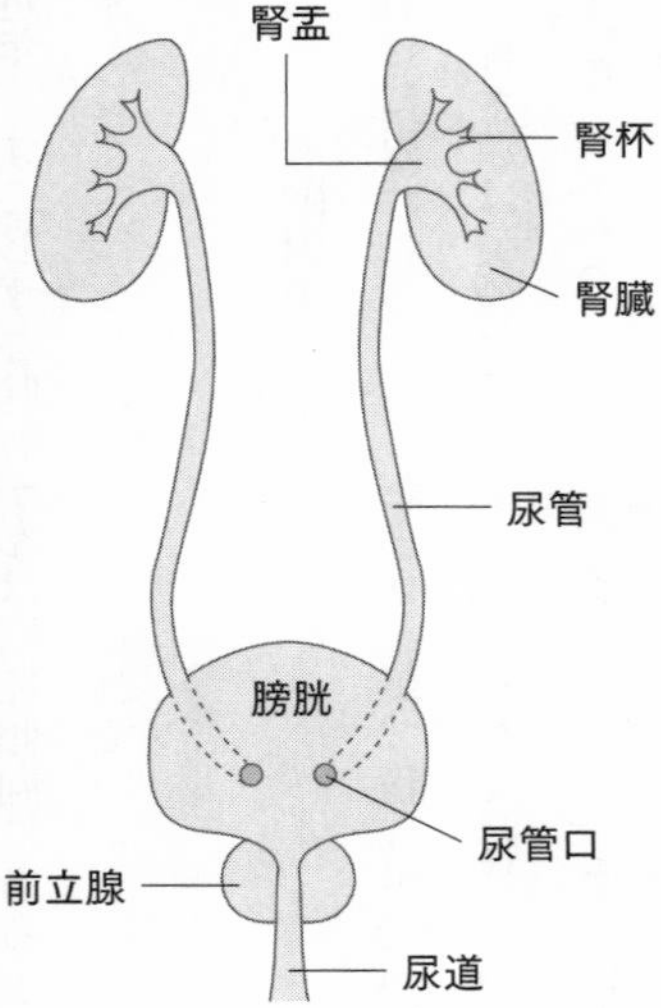

膀胱の位置２

男性

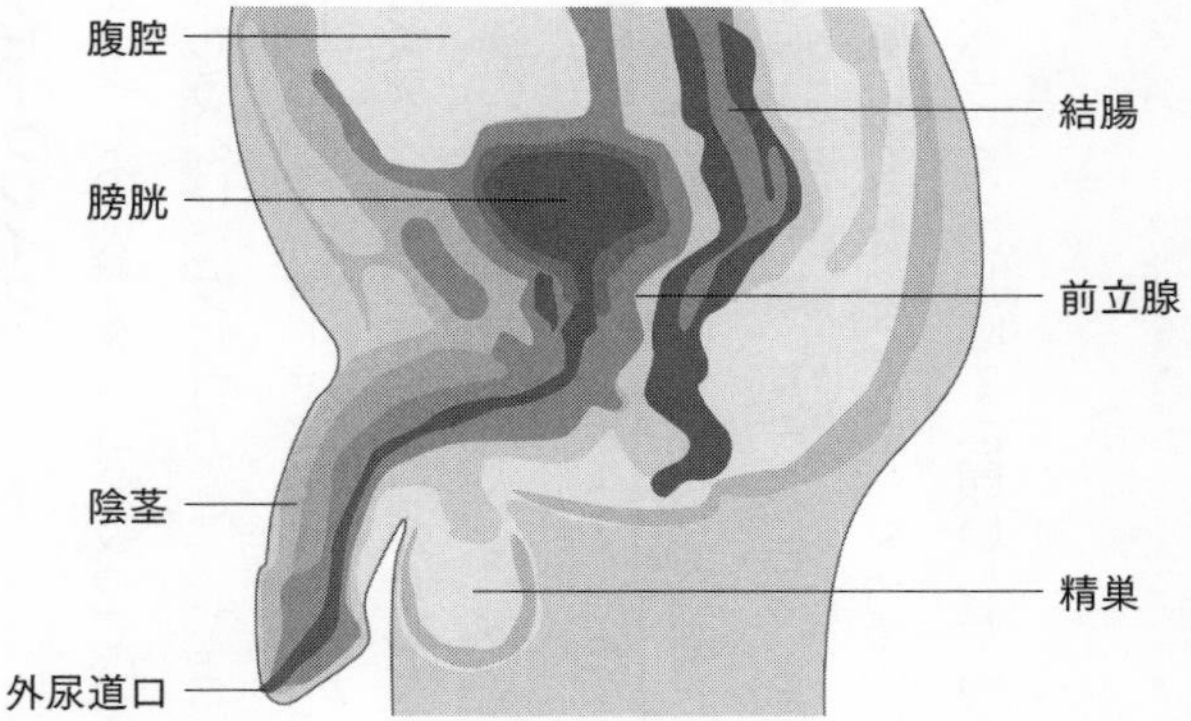

女性

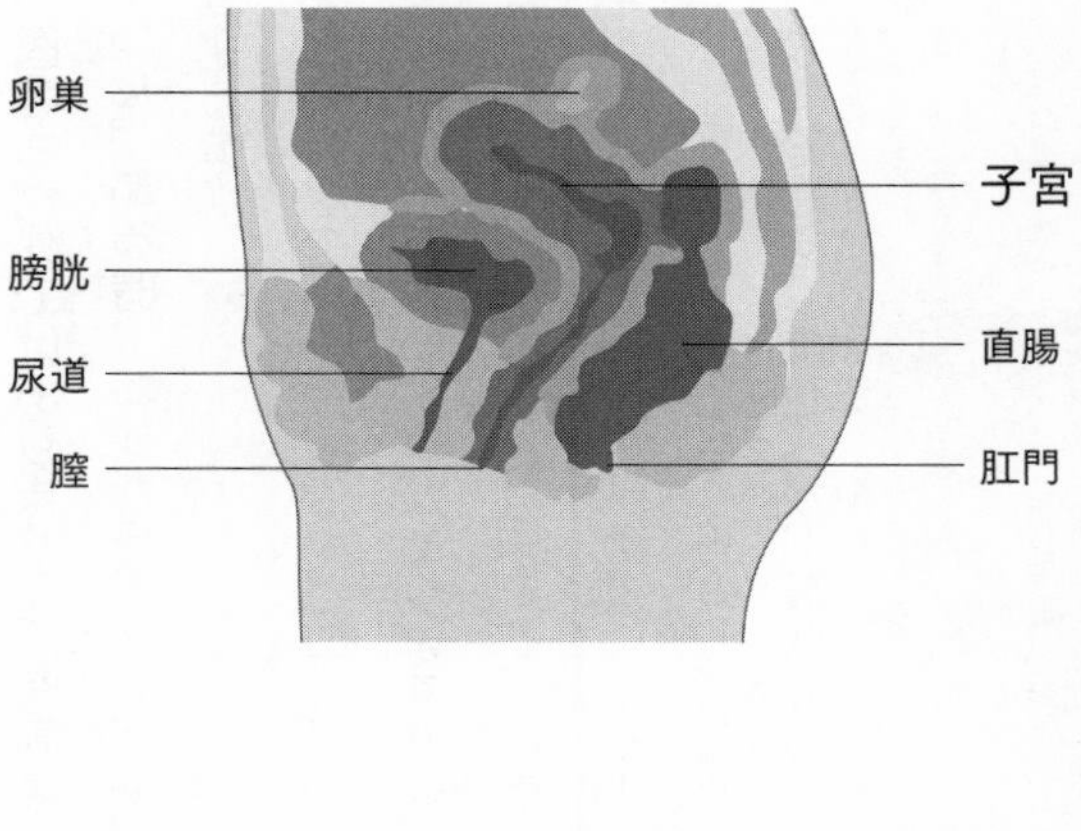

コーヒーブレイク①

昔は多くの人がタバコを吸っていました。医者も例外ではありません。医局はもうもうとしたタバコの煙《けむり》、ヤニだらけでした。ある時、海外からゲストが来るというので、皆でヤニ取りをした覚えがあります。

よくアメリカの学会に行きましたが、広大な学会場の外の片隅でタバコを吸っているのは、ヨーロッパ人と日本人です。喫煙は何かと悪い影響がありますが、肺がんのみならず、膀胱がんとも密接な関連があるのはすでに証明されています。昔よりは人数は減りましたが、中には膀胱がんを専門とする人が堂々とタバコを吸っていて驚いたこともあります。人生、そんな明快なことばかりではなく、煙《けむ》に巻きたいことも多々あるのはわからないでもありませんが、最低でも自宅のベランダの片隅でお願いしたいものです。

膀胱鏡

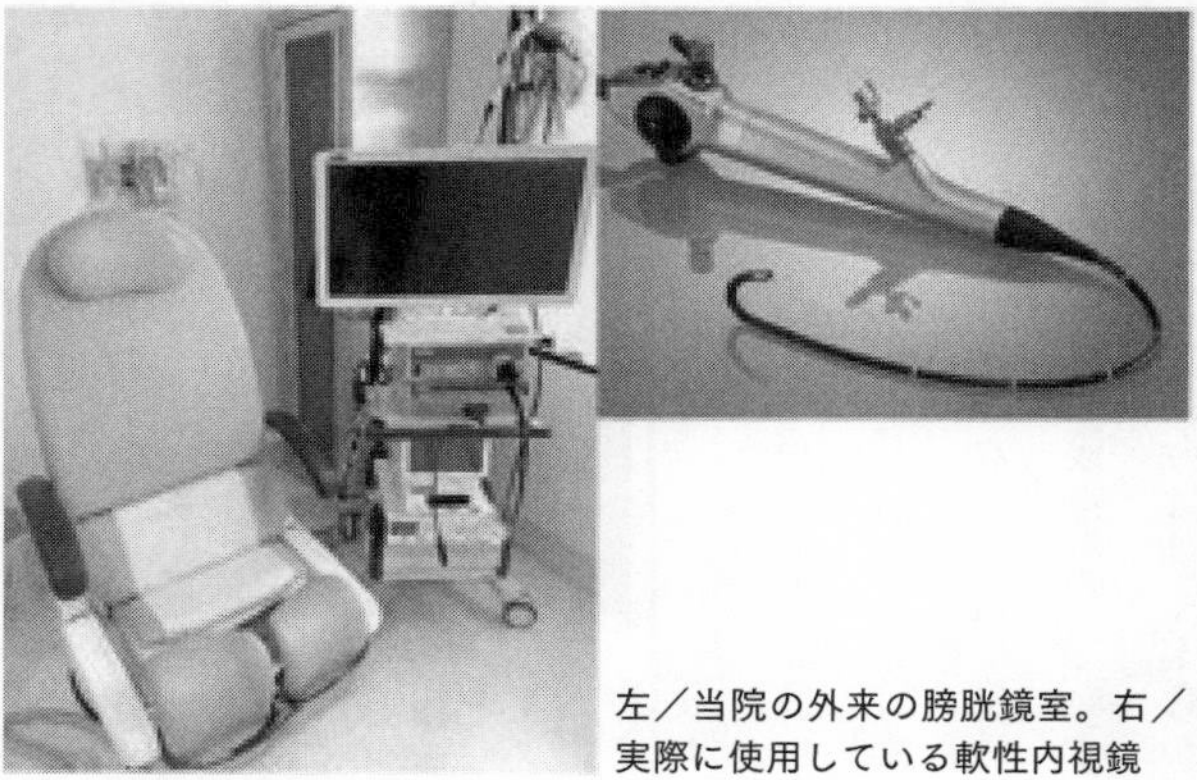

左／当院の外来の膀胱鏡室。右／実際に使用している軟性内視鏡

診断方法

膀胱鏡検査（内視鏡検査）

仮に超音波・ＣＴなどで間違いなく膀胱内にがんがあるとわかっていても、確認するために膀胱鏡《ぼうこうきょう》検査は実施します。

膀胱鏡検査はがんの有無《うむ》だけでなく、がんの形態（乳頭状＝まるでブロッコリーのような形）／非乳頭状（平たいタイプ）、有茎《ゆうけい》性（植物のように茎《くき》がある）／無茎性（茎がない平たいタイプ）や数、場所、上皮内《じょうひない》がんの存在（異常粘膜《ねんまく》や発赤《ほっせき》部）を調べることで、のちの経尿道的《けいにょうどうてき》膀胱腫瘍切除術（Ｔ

膀胱鏡に映った乳頭状腫瘍

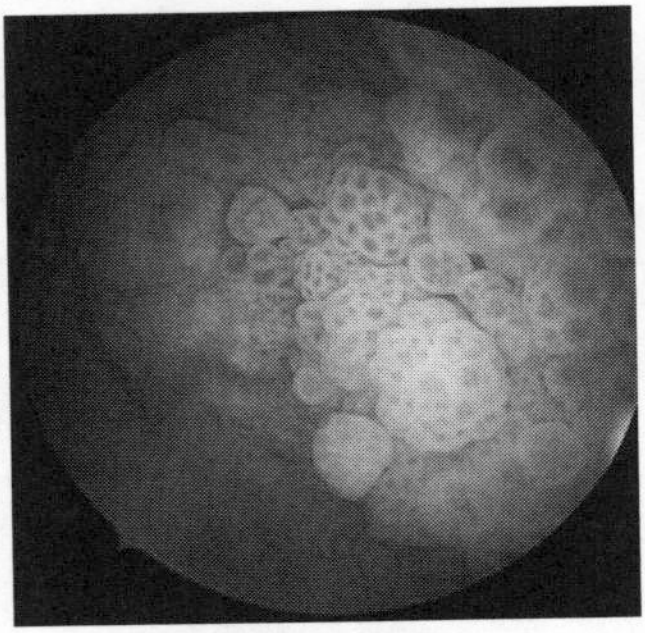

ＵＲ－ｂｔ）の手術計画が可能になります。また、肉眼的血尿を認める患者さんでは、左右の尿管口からの腎臓や尿管からの血尿の流出を調べることも大切です。

ＴＵＲ－ｂｔとは、麻酔（全身麻酔か部分麻酔）をして足を開く格好をしてもらい、術者が特殊な内視鏡を尿道から入れ、膀胱がんを見ながら電気メスで切除する手術です。ほとんどの泌尿器科医が多く実施していますが、手術の良し悪しがその後の再発に関連していますので、経験のある術者であるほど信頼が置けます。

昔は硬い膀胱鏡しかなく、特に男性は辛い検査でした。多くが外来で局所麻酔のゼリーを尿道から入れて検査をしていましたが、ベテラン医師が行わないと患者さんは痛かったと思います。今は細く柔らかいタイプの軟性膀胱鏡を使いますから、男性でも違和感程度で、ひどい痛みはありません。検査自体はほんの数分で終わります。

尿細胞診

通常の尿検査は、タンパク、糖、赤血球《せっけっきゅう》の有無や数、白血球《はっけっきゅう》の有無や数を調べる、簡便でとても大切な検査です。しかし、この検査ではがん細胞の有無はわかりません（よほど大量にがん細胞が出ているとわかることはありますが）。そこで尿検査のために出してもらった尿を用いる、さらに詳細な検査、尿細胞診があります。尿中の細胞を顕微鏡《けんびきょう》的に診断し、1～5段階での評価をします。1、2が陰性、4、5が陽性、3が良悪性判定困難となります。尿細胞診が陰性だからといって、膀胱がんの存在を完全に否定できるわけではありません。

一方で尿細胞診が陽性の場合、尿管・膀胱を含めた尿路にがん細胞が存在することがほぼ確定となります。尿細胞診は高い悪性度のがんの診断にはきわめて有用で、陽性率は70％、特に上皮内がんの場合は80～90％の陽性率と言われています。低い悪性度がんの場合、陽性率は20％程度と低くなります。

したがって、膀胱鏡で低悪性度が疑われる乳頭状膀胱がんのみしか認めないのに、尿細胞診が陽性の場合は、上皮内がんが一緒に存在する可能性、あるいは膀胱だけでなく尿管にもがんがある可能性を念頭において、検査や手術の計画を立てる必要が出てきます。尿細胞診は、尿管や膀胱の手術後にも外来で継続してチェックします。

腹部超音波検査（腹部エコー）

X線を使わず低侵襲《ていしんしゅう》であるため、血尿の患者さんの最初の検査としてよく使われます。しかし、膀胱内に大きく突出した膀胱がんは明確に診断できますが、上皮内がんや小さいがんの診断は困難で、超音波検査で大丈夫だから全部大丈夫とは言い切れないところがあります。そのため、診断を確定するには膀胱鏡が必須です。

一方で、尿管にがんがある場合、尿がせき止められ腎臓が腫れる水腎症《すいじんしょう》（115～116ページで詳述）として異常が発見できることがありますので、超音波も大切な検査です。

ＣＴ検査

水腎症の有無や腎盂がん・尿管がん合併の有無を調べます。また膀胱がんのリンパ節、肺、肝臓などへの転移の検索に用います。

膀胱がんの膀胱の壁への深達《しんたつ》度を調べる意義もないわけではありませんが、深達度の診断はＭＲＩのほうが優れています。最近は造影剤を使用したＣＴウログラフィーを用いて、尿管の病変の有無を調べることが有用と言われています。

骨盤ＭＲＩ検査

膀胱がんの深達度診断に最も有用です。また、骨盤内リンパ節腫大の有無や、膀胱周囲臓器（直腸、前立腺など）の評価も行うことができます。

ただし、ＭＲＩでの深達度評価で、特に最も大切な筋層への浸潤《しんじゅん》の有無は絶対とは言えず、必ずＴＵＲ－ｂｔでの病理学的評価と併《あわ》せた深達度診断を行う必要があります。

病理

膀胱の表面の粘膜は、尿路上皮と呼ばれます。したがって、ここに発生する膀胱がんのほとんどは病理学的にも「尿路上皮がん」と呼ばれます。

腎臓の中の尿を溜める袋である腎盂、尿を膀胱まで運ぶ尿管、膀胱から尿を出す尿道も同様の尿路上皮でできていますので、尿路上皮がんが多くなります。その他、稀な膀胱がんには、扁平《へんぺい》上皮がん、腺《せん》がん、神経内分泌がん、肉腫《にくしゅ》様《よう》がん、未分化がんなどがあります。

これらの尿路上皮がん以外のがんは、一般的に治療結果が良くないとされています。また、稀ですが、炎症性偽腫瘍《ぎしゅよう》、上皮過形成《かけいせい》、内反性乳頭腫《にゅうとうしゅ》などの良性（がんではない）の腫瘍もあります。

膀胱がん

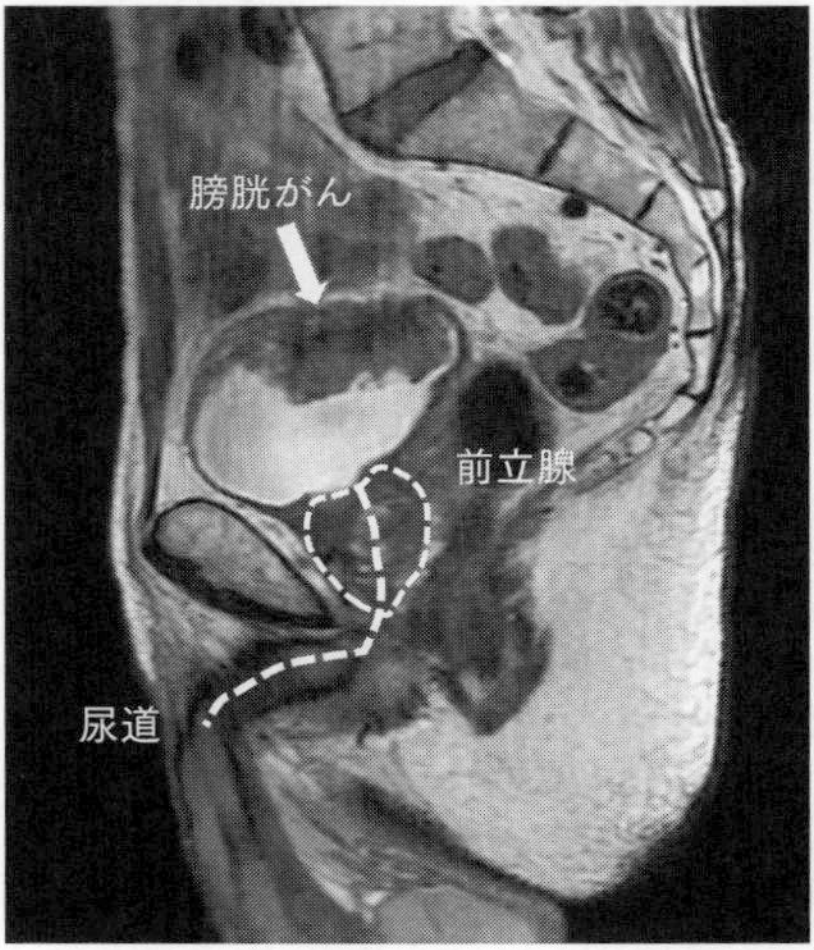

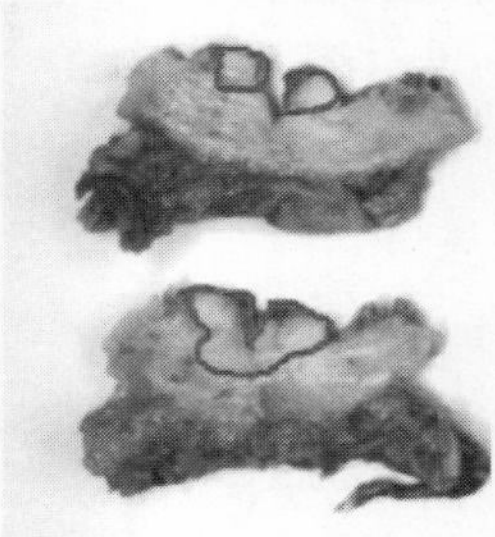

上／ＭＲＩ検査(矢状面)。膀胱内の上部に大きな膀胱がんが認められる。ＭＲＩ上でも筋層浸潤を疑われた。下／同症例の膀胱全摘標本の割面図。大きく外側の筋層に浸潤していた

第3章 膀胱がんの病期分類と治療方法

治療方法の判断

病気の状況を調べ、治療方法を決める際に最も大切な点は、膀胱がんの膀胱の壁へ、どのように浸潤（深達）しているかです（61ページの図）。膀胱の壁は、膀胱の中側から粘膜、粘膜下層、筋層、脂肪でできていますが、膀胱がんの根《ね》にあたる部分が粘膜下層までの浸潤（Tis、Ta、T1）なのか、浸潤性で筋層まで到達しているのか（T2）、膀胱外の脂肪まで到達しているのか（T3）、あるいは脂肪を越えて外へ出ているのか（T4）、で治療方法も大きく異なります。

この深達度はよほどの進行がんでなければMRIなどの画像で明確にはならず、TUR-btで削ることではじめてわかります。TUR-btは治療として大事なのはもちろん、正確に診断する意味でもとても重要なのです。さらにCTやMRIで転移がないかを検査して治療方法を決めていきます。

膀胱がんの浸潤

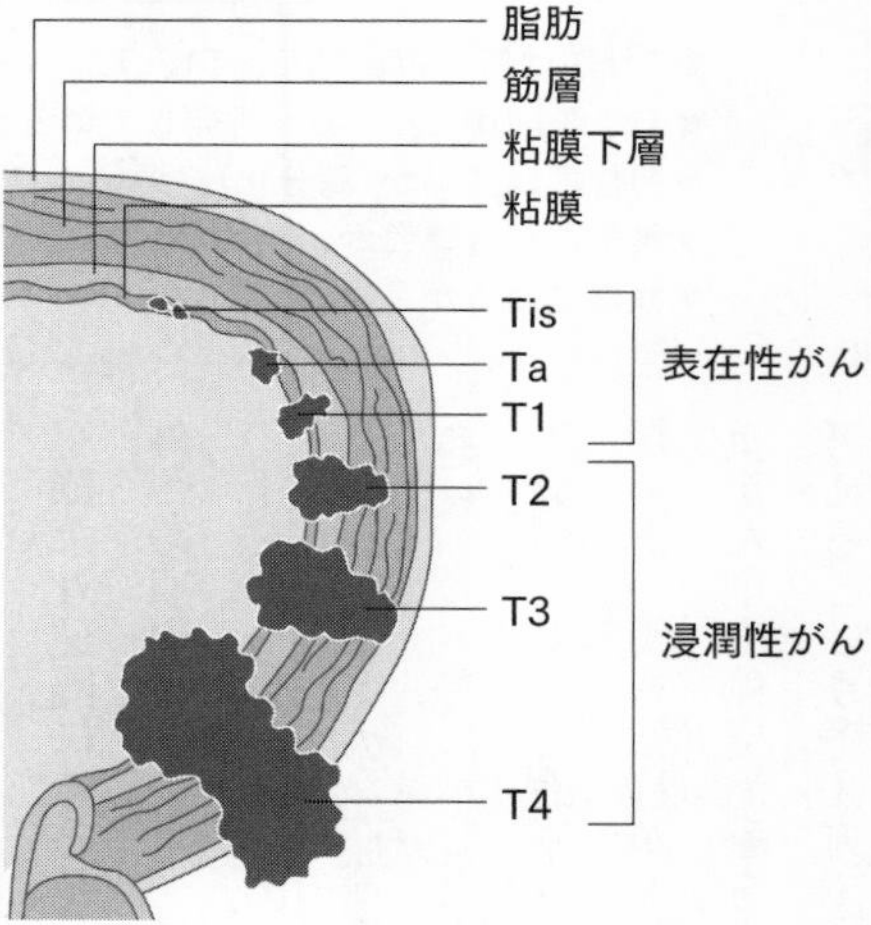

膀胱は内側から粘膜、粘膜下層、筋層、脂肪で構成されている。膀胱がんが粘膜下層まででとどまっている時は表在性《ひょうざいせい》がんと呼び、筋層へ浸潤したり、筋層外までいくと浸潤性がんと呼ぶ

ＴＮＭ分類

分類法はさまざまですが、ＴＮＭ分類が最も広く使われています。ＴＮＭのＴはtumor（原発腫瘍）のＴです。膀胱がんの場合は、膀胱内にある原発の膀胱がんの状

態を示します。Nはnode（リンパ節）のNのことです。場所や数でN0、N1、N2、N3と分けられます。Mはmetastasis（遠隔転移）のMのことです。大まかな分け方ですが、M0は転移なし、M1は遠隔転移あり、そのうちM1aは総腸骨リンパ節より遠隔にあるリンパ節のみに転移、M1bはリンパ節以外への遠隔転移（多くは肺や肝臓です）となります。

TNM分類と病期の関係を表（64ページ上）に示しました。しかし、多くの泌尿器科医はこちらに準ずるというより、表（64ページ下）に示したように、まずTUR‐btの結果によるT分類によって治療方針を考えていきます。一方で、どのT分類であっても転移があれば、全身の治療である化学療法である抗がん剤や免疫治療を中心に検討し、必要であれば膀胱全摘も考えるという考え方です。

TUR-bt後に医師に確認すること

- T分類は何か（Ta、Tis、T1、T2、T3a、T4）？
- Ta、T1の場合、Tisも併発しているか？
- 悪性度は良いか（高分化）、悪いか（低分化）？
- 膀胱がんは単発か、多発か？
- 転移はあるか？

原発腫瘍

Ta	非浸潤性乳頭がん
Tis	扁平腫瘍(上皮内がん)
T1	上皮下結合組織に浸潤している
T2	筋層に浸潤している
T2a	浅層筋(内側半分)に浸潤している
T2b	深層筋(外側半分)に浸潤している
T3	膀胱周囲組織に浸潤している
T3a	膀胱周囲組織への顕微鏡的浸潤を認める
T3b	膀胱周囲組織への肉眼的浸潤(膀胱外腫がん)を認める
T4	隣接臓器に浸潤している
T4a	前立腺、子宮、または膣に浸潤している
T4b	骨盤壁または腹壁に浸潤している

所属リンパ節転移

NX	評価できない
N0	所属リンパ節転移を認めない
N1	小骨盤内の単一のリンパ節に転移を認める
N2	小骨盤内の２つ以上のリンパ節に転移を認める
N3	１つ以上の総腸骨リンパ節に転移を認める

遠隔転移

M0	遠隔転移を認めない
M1	遠隔転移を認める
M1a	総腸骨リンパ節より遠隔にあるリンパ節のみに転移を認める
M1b	リンパ節以外への遠隔転移

病期とTNM分類との関係

病期	T（腫瘍）	N（リンパ節）	M（遠隔転移）
0a	Ta	N0	M0
0is	Tis	N0	M0
Ⅰ	T1	N0	M0
Ⅱ	T2	N0	M0
ⅢA	T3、T4a	N0	M0
ⅢA	T1～T4a	N1	M0
ⅢB	T1～T4a	N2、N3	M0
ⅣA	T4b	いずれのN	M0
ⅣA	いずれのT	いずれのN	M1a
ⅣB	いずれのT	いずれのN	M1b

病理のTNM分類と治療方法の考え方

病理病期	最初の治療	その後の治療の選択肢
Tis	BCG治療	再発の場合、膀胱全摘
Ta（単発、低～中悪性度、初発例）	慎重に経過観察のみ	再発の場合、TUR-btあるいはBCG治療
Ta（大きい、多発、高悪性度、再発例）	BCG治療	TUR-btで効果判定する場合あり
T1	BCG治療。ただし、セカンドTUR-btで深達度を明確にする場合あり	膀胱全摘、あるいは放射線と化学療法の組み合わせ（術前もしくは術後化学療法）
T2～T4	膀胱全摘、あるいは放射線と化学療法の組み合わせ（術前もしくは術後化学療法）	再発や転移が出現すれば化学療法・免疫治療
いずれのT病期、リンパ節転移、遠隔転移	化学療法、場合により膀胱全摘や放射線	化学療法、膀胱全摘や放射線

ですから、膀胱がんと診断されたら、医師に確認するのは、まず転移があるか・ないか、そしてT分類で何に相当するかです。それから71〜76ページの図に沿った形で考えていきます。

病期分類に沿った治療の考え方

各種ガイドラインを参考にして、それぞれの病期やリスクに沿った治療方法を説明しました。すべてを理解しようとするとかえって混乱しますので、ご自分やご家族が診断された内容（T分類、多発か単発か、高分化か低分化か、転移があるのかないのか）をもとに当てはまるところを見てください。

pTis

上皮内がんと呼ばれる平たいがんです。この場合の第一選択の治療は、ＢＣＧ（ウシ型弱毒結核菌）膀胱内注入療法（ＢＣＧ治療。96〜98ページで詳述）になります。Ｂ

ＣＧ治療はとても効果がありますが、効果がなかったり、再発するととても厳しいですが、膀胱全摘をおすすめします。

pTa

隆起するがんですが、とても小さく、根が粘膜内にとどまっています。数が少なく悪性度が悪くなければ、ＴＵＲ－ｂｔで治ってしまうことも多く、ＴＵＲ－ｂｔ後に追加の治療をせずに、膀胱鏡や尿細胞診のみで慎重に見ていくことが多いです。しかし、膀胱がんの１つ１つは小さくても多発している場合、手術後にＢＣＧ治療を追加することはあります。またpTaであっても低分化の場合は、もう一度ＴＵＲ－ｂｔ（セカンドＴＵＲ－ｂｔ）を検討することもあります。

pT1

根が粘膜下層まで到達しているものの、筋層まで到達している証拠のないグループです。ＢＣＧ治療を実施することが多いですが、場合によってはセカンドＴＵＲ－ｂｔを実施し、筋層浸潤がないかどうかを確認することがあります。

最初のＴＵＲ－ｂｔの病理結果で、「筋層も採取されているが筋層浸潤がない」と明確に言われると安心感はありますが、筋層採取がうまくできていない時、Ｔ１を示す膀胱がんが広範囲な時にはセカンドＴＵＲ－ｂｔをおすすめします。セカンドＴＵＲ－ｂｔを提唱したのが、私が勤めていたメモリアルスローンケタリングがんセンターのハー先生でした。ハー先生は膀胱がんの世界で最も有名な先生の１人ですが、会議の中で「あなたが最初のＴＵＲ－ｂｔを行ってもＴ１の時にはもう一度ＴＵＲ－ｂｔをするのか」と質問され、苦笑いをしながらも「当然する」と答えていました。

ＴＵＲ－ｂｔの手術をする人の上手い下手はありますが、それ以上にＴＵＲ－ｂｔそのものの曖昧さから来る話ですが、２回目のＴＵＲ－ｂｔはとても重要です。

また、pT1にpTisを伴う場合は、厳しいですが膀胱全摘を検討することがあります。しかし実際は、多くの場合、ＢＣＧ治療をまずトライすることが多いと思います。

pT2（筋層浸潤がん）

膀胱がんが膀胱を取り巻く筋肉まで浸潤しているという意味で、基本的にはTURｰbtでは切除できない対象になってしまいますので、一番の選択肢は膀胱全摘となります。膀胱全摘の場合、手術前に3～4コースの抗がん剤の治療が推奨されます。しかし実際には、早期に膀胱全摘を実施し、その後に抗がん剤を追加することもよくあります。

また、昔から膀胱の一部を取り除く部分切除術という方法もありますが、がんを取り残さず切除することは簡単なようで難しく、現在ではほとんどされていません。治療の選択肢として放射線治療と抗がん剤の併用療法があります。日本でも数カ所、実施している施設があると思います。しかし、実際はほとんどの専門家はこの治療を推奨しません。それは、効果が曖昧である上に、全摘をしないことで体に負担の少ない治療のように一見感じますが、実際はそうではなく、膀胱炎のような副作用、対処が難しくなる血尿などがあるからです。これを選択して間違いということではありませんが、けっして容易な治療ではないことを十分理解してもらえればと思います。

膀胱全摘の標本の分析で、膀胱がんが膀胱を越えて外に広がっている場合は、追加の抗がん剤が必要となります。手術前に抗がん治療をしていない場合も当然ですが、手術前に実施していても病理がそれだけ悪いと再度検討します。

ⅢA期（筋層浸潤がん＋ごく一部のリンパ節転移あり）

pT2よりさらに膀胱外へ浸潤した場合です。また骨盤内のリンパ節が単発で腫れている時（転移）も含みます。この場合は、抗がん剤の治療後に膀胱全摘がすすめられます。選択肢としてはpT2同様に放射線＋抗がん剤もあります。

ⅢB期（多発骨盤内リンパ節転移）

抗がん剤を実施し、約３カ月後に再評価します。完全に効果を示しているようであれば、膀胱全摘あるいは抗がん剤と放射線の併用、もしくは経過観察をします。効果はあるけれど完全ではない（部分奏功）時には、膀胱全摘、抗がん剤と放射線、もしくは転移として引き続き治療していきます。進行の場合は転移として治療をします。

ⅣA期（前立腺・子宮・膣への浸潤も遠隔リンパ節転移なしM0、もしくはいずれのT分類、N分類も遠隔リンパ節転移ありM1）

この場合、抗がん剤、もしくは抗がん剤＋放射線を実施し、再評価で効果があれば膀胱全摘、あるいは放射線治療をしていなければ放射線単独、もしくは放射線・抗がん剤となります。

ⅢB期、ⅣA期で、最初に抗がん剤・放射線で効果があれば膀胱全摘も選択肢に入ってはいますが、実際は放射線後の手術は容易ではなく、医者側もすすめることは少ないです。これらを考えると、筋層浸潤がんは時期を逃さず膀胱全摘をすべし――が、多くの専門家の一致した考えだと思います。

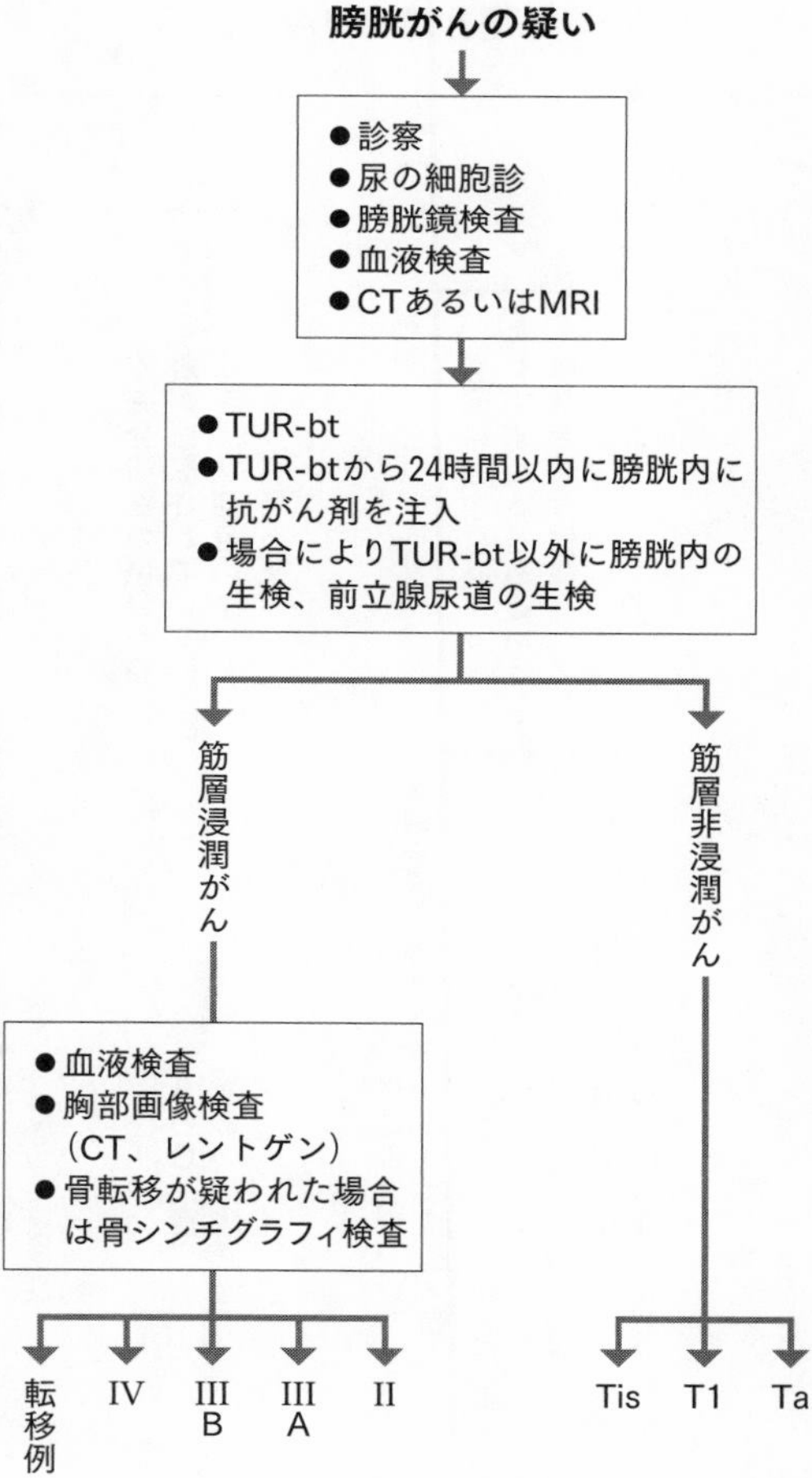
膀胱がんの疑い
●診察
●尿の細胞診
●膀胱鏡検査
●血液検査
●CTあるいはMRI
●TUR-bt
●TUR-btから24時間以内に膀胱内に抗がん剤を注入
●場合によりTUR-bt以外に膀胱内の生検、前立腺尿道の生検
筋層浸潤がん
筋層非浸潤がん
●血液検査
●胸部画像検査（CT、レントゲン）
●骨転移が疑われた場合は骨シンチグラフィ検査
転移例
IV
III B
III A
II
Tis
T1
Ta

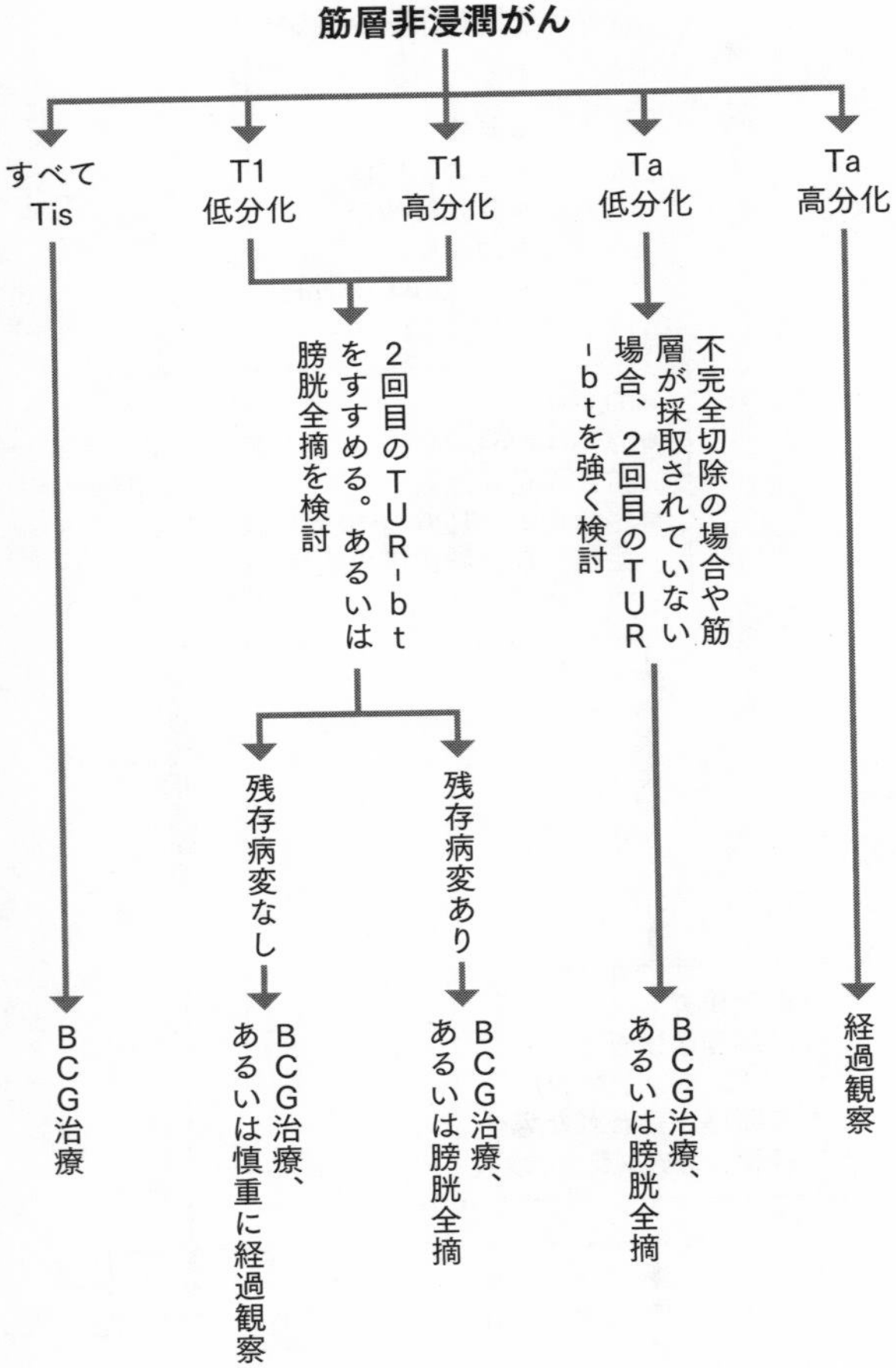
筋層非浸潤がん
すべて
Tis
T1
低分化
T1
高分化
Ta
低分化
Ta
高分化
2回目のTUR-btをすすめる。あるいは膀胱全摘を検討
不完全切除の場合や筋層が採取されていない場合、2回目のTUR-btを強く検討
残存病変なし
残存病変あり
BCG治療
BCG治療、あるいは慎重に経過観察
BCG治療、あるいは膀胱全摘
BCG治療、あるいは膀胱全摘
経過観察

筋層浸潤がんⅡ期
(T2、N0)

●胸部画像検査(CT、レントゲン)
●骨転移が疑われた場合は骨シンチグラフィ検査

膀胱全摘が適さない

●TUR-btを実施し、BCG治療
●抗がん剤と放射線の併用療法
●放射線単独療法

↓

3カ月後に膀胱がんの評価

- 腫瘍なし → 経過観察
- 腫瘍あり → 抗がん剤、放射線、再TUR-bt、緩和ケア

膀胱全摘が可能

●手術前に抗がん剤
●抗がん剤なしで全摘
●限られた例では抗がん剤治療後に膀胱部分切除術(Tisでは対象外)

↓

●病理学的リスクが高ければ(pT3、pT4あるいはリンパ節転移)抗がん剤(稀に放射線もあり)
●手術前に抗がん剤治療をしていなければ抗がん剤(稀に放射線もあり)

●抗がん剤と放射線の併用療法

↓

3カ月後に膀胱がんの評価

- 腫瘍なし → 経過観察
- 腫瘍あり → BCG治療、再TUR-btなど

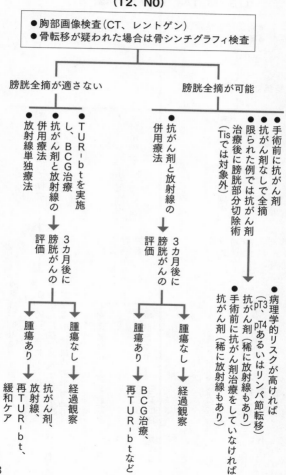

筋層浸潤がんⅢA期
（T3、N0:T4a、N0:T1〜T4a、N1）

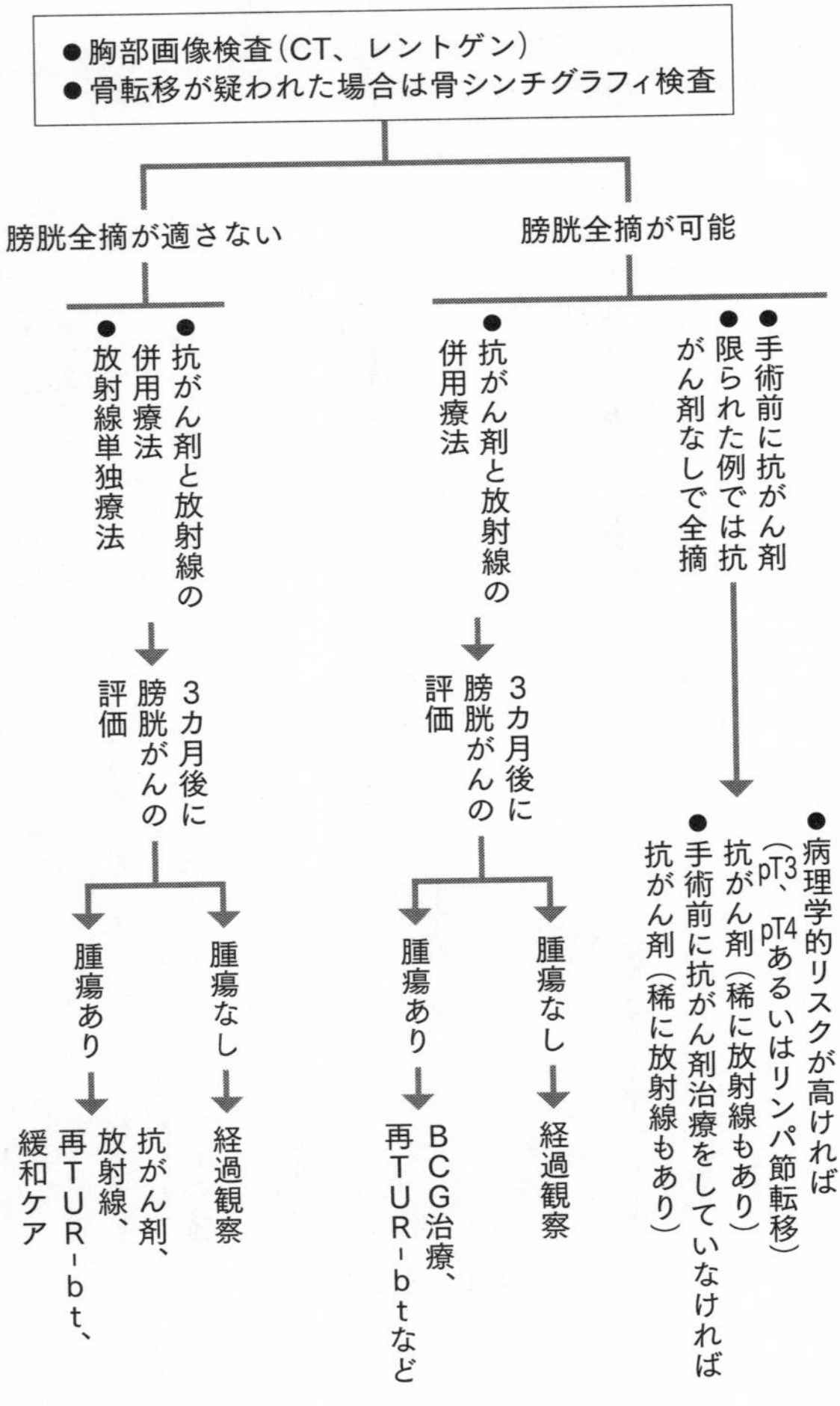
●胸部画像検査（CT、レントゲン）
●骨転移が疑われた場合は骨シンチグラフィ検査
膀胱全摘が適さない
●抗がん剤と放射線の併用療法
●放射線単独療法
3カ月後に膀胱がんの評価
腫瘍なし
経過観察
腫瘍あり
抗がん剤、放射線、再TUR-bt、緩和ケア
膀胱全摘が可能
●抗がん剤と放射線の併用療法
3カ月後に膀胱がんの評価
腫瘍なし
経過観察
腫瘍あり
BCG治療、再TUR-btなど
●手術前に抗がん剤
●限られた例では抗がん剤なしで全摘
●病理学的リスクが高ければ（pT3、pT4あるいはリンパ節転移）抗がん剤（稀に放射線もあり）
●手術前に抗がん剤治療をしていなければ抗がん剤（稀に放射線もあり）

筋層浸潤がんⅢB期
（T1～T4a、N2、N3）

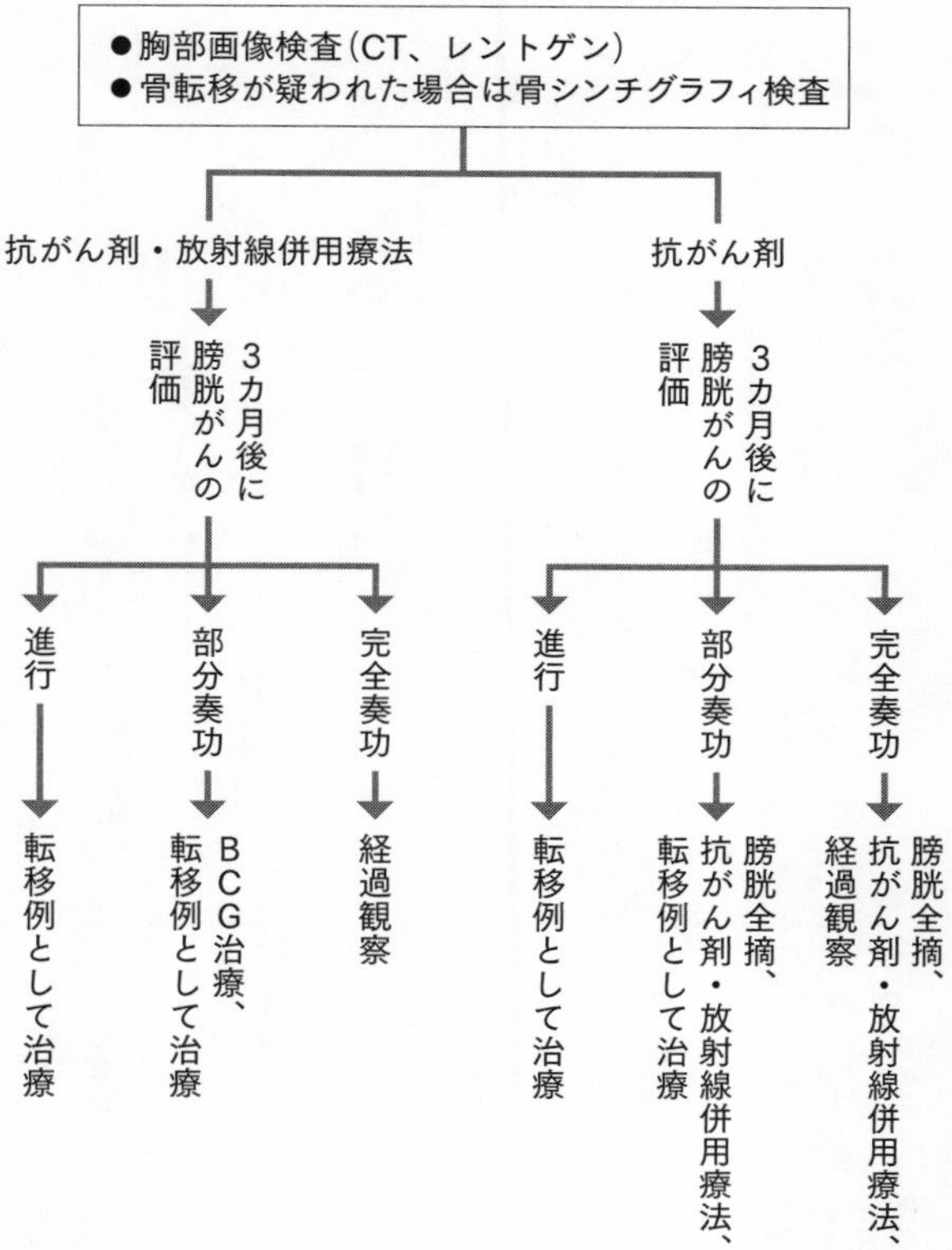
●胸部画像検査（CT、レントゲン）
●骨転移が疑われた場合は骨シンチグラフィ検査
抗がん剤・放射線併用療法
3カ月後に膀胱がんの評価
進行
転移例として治療
部分奏功
BCG治療、転移例として治療
完全奏功
経過観察
抗がん剤
3カ月後に膀胱がんの評価
進行
転移例として治療
部分奏功
膀胱全摘、抗がん剤・放射線併用療法、転移例として治療
完全奏功
膀胱全摘、抗がん剤・放射線併用療法、経過観察

筋層浸潤がんⅣA期
（T4b、いずれのN、M0、いずれのT・N・M1a）

- 胸部画像検査（CT、レントゲン）
- 骨転移が疑われた場合は骨シンチグラフィ検査

- M1a（遠隔リンパ節転移あり）
  - → 抗がん剤・放射線併用療法
    - → 膀胱鏡検査とTUR-btと画像検査で再評価
      - → 完全奏功
        - → 膀胱全摘、放射線療法
      - → 安定もしくは進行
        - → 膀胱全摘、抗がん剤・放射線併用療法、緩和的TUR-bt、BCG治療
- M0（遠隔転移なし）
  - → 抗がん剤・放射線併用療法
  - → 抗がん剤
    - → 膀胱鏡検査とTUR-btと画像検査で再評価
      - → 腫瘍を認めない
        - → 膀胱全摘、抗がん剤の変更、抗がん剤・放射線併用療法
      - → 腫瘍を認める
        - → 膀胱全摘、放射線療法、抗がん剤・放射線併用療法

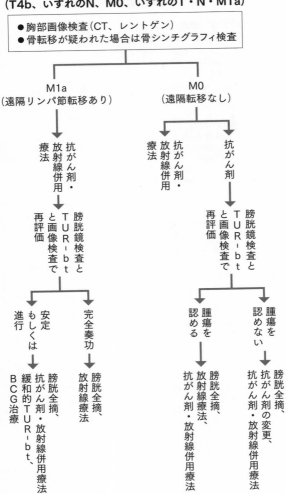

リスク分類

	定義	治療の選択肢
低リスク	がんが初発で単発、かつ腫瘍が3cm未満。病理でTa、悪性度が低く、かつTis(上皮内がん)を伴わない	TUR-bt直後に抗がん剤を膀胱内に1回投与
中リスク	低リスク・高リスク以外	抗がん剤、BCG治療(維持療法も含む)
高リスク	T1、悪性度が高い、Tis、T1にTisを併発	BCG治療(維持療法も含む)膀胱全摘も検討
超高リスク	高リスクのうち以下に当たるもの 1)T1で悪性度が高く以下の1つを含む ①膀胱Tisあるいは前立腺部尿道Tisを併発 ②がんが多発、あるいは再発、もしくは腫瘍が3cm以上 ③尿路上皮がん以外のがん(扁平上皮がんなど)を含む、または病理組織の中にリンパ管浸潤がある 2)BCG治療の効果がない	BCG治療(維持療法も含む)膀胱全摘も検討

リスク分類と治療の選択肢

基本的には、これまで説明した病期分類を治療方針を決める上で最も参考にしますが、上の表で示したように、リスク分類も参考にすることがあります。考え方は同様ですが、がんの大きさなどが加わります。

コーヒーブレイク②

現在はどの分野でも、標準的な診断・治療を説明するガイドライン全盛時代です。多くの論文などから成り立つガイドラインは、臨床医にとっても大変助かります。

私はアメリカにいた約9年間、前立腺がんの研究に没頭しましたが、ヒューストンのベイラー医科大学でも、ニューヨークのメモリアルスローンケタリングがんセンターでも、世界的に有名な膀胱がんの専門家と一緒に仕事をしていました。専門家たちは自分の膨大な経験を論文にし、ガイドラインを作成する側に立って仕事をしています。

アメリカの多くの大きな病院では、泌尿器科は主に手術をする科、腫瘍内科は抗がん剤などの治療をする科と分かれています。メモリアルスローンケタリングがんセンターにはとても有名な腫瘍内科の先生がいて、前立腺がんや膀胱がんのガイドライン作成の中心となっていました。

そのような著名専門家に聞くと、どんな患者さんの状況でも、過去の経験や情報にもとづき「この治療方法が良いのではないか」とコメントをくれます。そのような先生たちは当然、ガイドラインの成り立ちを熟知していると同時に、ガイドラインが目の前にいる患者さんの状況をすべて説明をしてくれるわけではないという限界もわかっています。

また、ガイドラインの元になる学会での発表などにも精通しているので、ガイドラインより、さらに新しい情報を検討して答えを出そうとします。アメリカで長年、仕事をしたことで得られたことの1つに、この専門家の奥の深さ、諦《あきら》めない情熱があります。日本では、ややもするとガイドラインを使って目の前の患者さんが当てはまらないと、除外して思考停止になってしまうことがあります。ガイドラインを良い意味で使いこなせる専門家集団になりたい、いや、ならなければなりません。

手術を受ける方の準備

検査

ＴＵＲ－ｂｔを受ける方も、膀胱がん・尿管がんのロボット手術を受ける方も、麻酔をしますので、手術予定が決まったら、まず手術前の検査をします。当院では全身麻酔を基本としています。膀胱全摘や腎尿管全摘の場合は、全身麻酔に硬膜外麻酔を加えます。

・血液検査
・心電図
・呼吸の機能検査
・胸やお腹のＸ線写真
・心電図で不整脈を指摘されたなどの場合は、循環器内科を受診してもらうことがあります。

・眼科受診／ロボットの手術の際、頭を30度低くする体勢を取り、長時間の手術をするため眼圧が上昇することがあります。したがって、緑内障《りょくないしょう》のある方は注意しなければならないので、手術前に検査をします。

・内服している薬の確認／特に、最近では血液をサラサラにする薬（抗凝《こうぎょう》固剤《こざい》）を飲んでいる方が多いので、当院では薬剤師と共に確認します。必要があれば、その薬を処方している主治医にお薬を休んでよいかどうか確認します。心臓のバイパス手術などで抗凝固剤を服用し、主治医の指示により特殊な処置が必要な場合は、手術７日前に入院が必要になる場合もあります。

入院までの期間

準備が整い、入院するまでの期間は特別なことをする必要はありません。むしろ急なダイエットをして痩《や》せたりするのは、体調を崩《くず》すきっかけとなりますのでやめてください。

もともと喫煙は、麻酔をかける上でも病気に対しても良いことはありません。可能ならやめるのがベストですが、やめることがあまりにストレスであれば少なくとも本数を減らすのがよいでしょう。適度な飲酒は問題ありませんが、過度な飲酒は避《さ》けましょう。抗凝固剤などの特殊な薬を除いて、血圧などのお薬は変えることなく服用してもらいます。

入院の予約

手術日を決定しますが、通常、内視鏡手術・腎尿管全摘の場合は手術前日、膀胱全摘の場合は手術日の2日前に入院します。入院時のお部屋の予約をしますが、4人部屋、3人部屋、2人部屋、個室などさまざまな種類がありますので、好みにより決めていただきます。現在、コロナ禍の影響もあり、個室希望の方が多くいらっしゃってご希望に添《そ》えないこともありますが、ご理解いただければと思います。

入院期間は、内視鏡手術は3~7日間程度、腎尿管全摘は約10日間、膀胱全摘は約

3〜4週間です。手術後に調子が悪くなり、入院が延《の》びることはほとんどありませんが、手術後の感染症、腸閉塞《ちょうへいそく》の回復が遅い場合は延びてしまうこともあります。

入院後の流れ

多くの場合、外来で手術の内容などの説明があり、同意書などの書類を渡されますので入院後、疑問などがないかを確認しつつ、書類の確認をします。また、麻酔科医師が病棟を訪問し、お話を聞き、麻酔をかける上で問題がないかを確認すると同時に、麻酔の方法について説明します。

・手術同意書／手術の目的、方法、副作用などを説明します。

・輸血同意書／現在では輸血をする可能性は低いですが、万が一の場合に備えて同意書をいただきます。

・血栓症《けっせんしょう》の予防の同意書／後述する血栓症についての同意書です。

・血漿分画製剤《けっしょうぶんかくせいざい》の同意書／これは以前、エイズの原因の1つになった薬剤です。今はもちろん安全です。人の血液から種々の成分を抜いて点滴にする、多くの種類の製剤があります。輸血と同様にこれを使う可能性は低いです。

・麻酔の同意書

・拘束の同意書／手術が無事終わり、麻酔が覚《さ》めてきた時に、ご自分がどこで何をされているかわからない、せん妄《もう》状態となり、強い力で暴れてしまうことがあります。暴れると管《くだ》類を抜いたり、手術台から落ちたりするなど危険です。明らかにせん妄と判断されたら、ベッドに固定させていただくことがあります。患者さんの多くが、時間の経過と共に普通になります。

第4章 早期膀胱がんに対する治療

TUR-bt

まず行うのがTUR-btです。膀胱がんは膀胱の中に突出するように出ていますが、必ず「根」があります。当然、膀胱がんの幹《みき》、茎の部分だけ削って根を削らなければ治りませんので、できるだけ深く削ります。一方で膀胱の壁の厚さは薄いので、削りすぎると穴が開いてしまいます。

ですから、術者は穴を開けないように、しかしできるだけギリギリまで削ります。この削った膀胱がんを病理の医師が顕微鏡で確認しますが、その中で最も大事な結果は「根の深さ」です。根が膀胱を囲む筋肉まで達していると内視鏡手術では根治できない、という結論になります。その結果、膀胱全摘を検討という流れになります。

入院後の流れ

・膀胱がんの大きさなどにもよりますが、多くの場合、2~4泊の入院ですみます。
・入院する日、もしくは翌日に手術をしますが、手術時間は30分~1時間半ほどです。これも膀胱がんの大きさなどにより異なります。

・手術終了時は、尿道から膀胱にやや太めの管が入りますので自動的に尿が出て、繋いでおいた袋に溜まります。医師はその袋に溜まる尿の色（血尿）を確認しながら、管を抜くタイミングを見ます。とても小さいがんであれば手術翌日に管を抜きますが、大きいがんで切除範囲が広い、かなり深く削ったなど、状態により2日後、3日後に管を抜くことがあります。

・管を抜いた後は、最低でも丸1日は排尿・血尿・熱などの様子を見て退院となります。

合併症（副作用）

手術後出血

手術の最後には、電気メスでしっかり血を止めて、血尿がひどくない状態で手術を終えます。それでも、手術後に血尿がひどくなってしまうことがあります。あまりひどい時にはもう一度、手術室で麻酔をして、同様の手術で血を止めることがありますが、そこまでひどくならないことがほとんどですので、入っている管から生理食塩水を多めに流しながら様子を見ることが多いです。

また、退院後もひどい血尿が出ることがあります。膀胱は尿を溜め・出すという動きを繰り返しますので、血が止まって「かさぶた状」になったところが取れ、再出血になることがあります。尿がピンク色になる、小さい血液の塊《かたまり》が出る程度であれば、水分をたくさん取ることで解決します。

けれども、排尿の最初から最後まで真っ赤な尿が出るとその後、血液の塊が大きく膀胱の出口を塞《ふさ》いで尿が出にくくなったりしますので、その際には病院に連絡しておく必要があります。手術前から貧血があったり、ひどい血尿が継続する場合には輸血することがあります。

感染症

稀ですが、手術後に感染症のために発熱することがあります。原因としては、腎盂腎炎、男性の精巣炎・精巣上体（精巣横についている細長い臓器）炎があります。状況によって、抗生物質の点滴や内服薬で対処します。

膀胱穿孔《せんこう》

前述したように、この手術ではがんの根も切除するため深く削りますが、その結果、膀胱に穴が開いてしまうことがあります。穴が開くと言っても、通常は数㎜です。

しかし、手術途中で穴が開いた場合は手術を中止し、血を止めることだけにして終わることがあります。開いてしまった穴の対処として、手術後、尿道から膀胱への管を2、3日ではなく、1週間ほど入れることがあります。管を通して尿が流れることで膀胱は広がらず、安静が保てます。この期間の間に数㎜の穴は塞がってしまいます。

しかし、穴が大きい場合や穴の場所によっては灌流液《かんりゅうえき》が腹腔に漏《も》れてしまい、腹膜炎をきたす危険があります。このような場合には、開腹手術で膀胱壁を修復したり、排液のためのチューブをお腹に挿入してくることがあります。入院期間も延長します。

その他にも、手術後、尿道から膀胱に管《くだ》（カテーテル）が入るために、違和感が出ることがあります。管を抜けば治りますが、挿入中の痛みがあまりひどければ、痛み止めを使うこともあります。また、頭痛、下肢の違和感がある場合は、多くが麻酔の影響で自然に軽快します。

排尿困難・排尿痛・尿失禁

カテーテルを抜去してから、数日から数週間持続することがあります。ほとんどの場合、術後1週間程度で良くなります。

尿道狭窄

術後数週間から数カ月後に尿道が狭くなって、尿の勢いが弱くなり、処置が必要になることがあります。

深部静脈血栓症・肺塞栓《はいそくせん》

深部静脈血栓症とは、主に足の血管の中で血液が固まることです。それが血管の中を流れて肺や心臓などの血管を閉塞すると、肺塞栓になります。予防のために、手術中、術後は下肢に弾力性のあるストッキングを巻き、ポンプでマッサージをします。手術翌日までは再出血予防のため、安静が必要ですが、その後はできるだけ早期に歩行していただくことが発症予防に大切です。

その他

手術時、術後に予期せぬ合併症（肺梗塞《こうそく》、心筋梗塞、脳梗塞、脳出血など）が生じる可能性があります（このような合併症はきわめて稀ですが生命に関わる場合があります）。

5－アミノレブリン酸を用いた光線力学診断によるTUR－bt

最近、これまでの内視鏡では確認することが難しかった小さながんや平坦ながんを診断する技術が用いられるようになってきました。それが、5－アミノレブリン酸（5－ALA）を用いた光線力学診断（PDD）「ALA－PDD」です。手術前に5－アミノレブリン酸と呼ばれる薬剤を服用し、手術時に青色の光を発する膀胱鏡を用いることで、がんを赤色に蛍光《けいこう》発光させ、可視化するのです。

実際にこの技術を用いたTUR－btを行い、白色光でのTUR－btと治療成績を比較した無作為研究では、4年後・8年後の再発率は、白色光でのTUR－btでは31～48％であったのに対し、光線力学診断を用いたTUR－btでは9～20％と大きく低下することが証明されています。光線力学診断を用いたTUR－btを行うことで、再発までの期間も有意に長くなることもわかりました。

光線力学診断

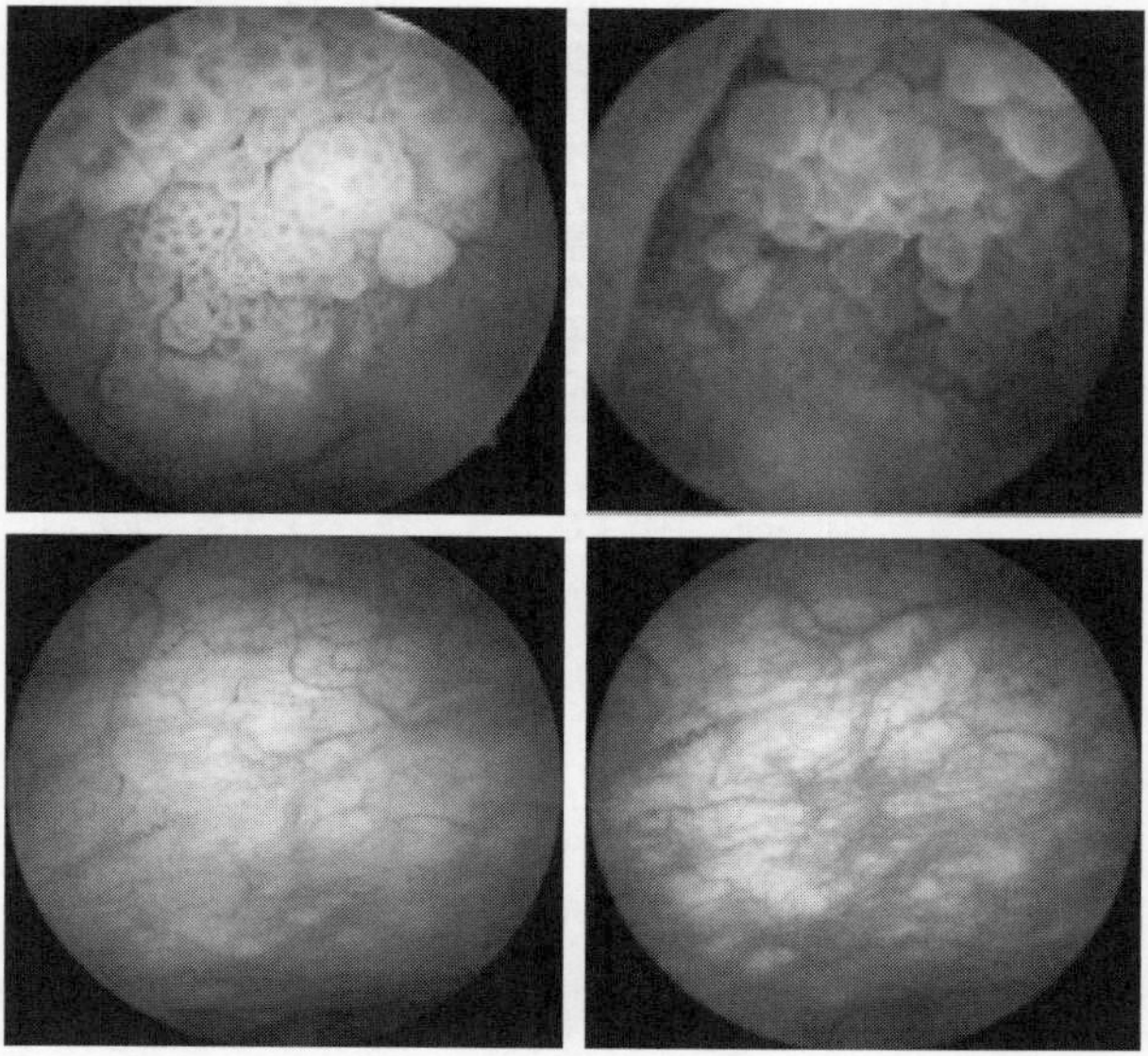

上左／膀胱内頂部右側から側壁にかけて乳頭状の腫瘍を同定。上右／同部は5-アミノレブリン酸服用により赤色であった。乳頭状腫瘍の周囲の粘膜不整部も陽性であった。下左／肉眼的には明らかな粘膜の不整は不明瞭であった。下右／5-アミノレブリン酸服用により散在する赤色に変化した異常を確認。同部の切除により尿路上皮がん pTa を確認した

当院では表在性膀胱がんに対し、5－アミノレブリン酸を用いた光線力学診断を積極的に行っています。がんの削り残しを最大限減らし、再発を抑えるためには、この方法が最善の方法であると考えています。患者さんにはTUR－btを行う約2時間前に、病室で5－アミノレブリン酸（商品名：アラグリオ）を内服してもらいます。内服後、2～5時間の間はがん細胞は青色光で赤色に発光します。

アラグリオの副作用について

・光線過敏症／アラグリオ内服後は48時間、強い光を浴びることができません（光線過敏症として、日光の当たる部分に発疹《ほっしん》や水ぶくれを起こす恐れがあります）。したがって、部屋の照明や遮光《しゃこう》、手術室内の照明などの調節を病院スタッフが行います。48時間が経過すれば、通常通り光を浴びても大丈夫です。
・悪心《おしん》、嘔吐《おうと》
・頭痛

・血圧低下
・血中肝酵素異常（GOT、GPTの上昇）

コーヒーブレイク③

手術の大きな進歩の1つは「見やすくする」ことです。ロボット手術の大きな利点は10倍にも拡大して見やすくなったことですが、TUR-btのような内視鏡手術も昔とは違い、画面がきれいで見やすくなりました。今では想像できませんが（若い医師に説明すると驚かれますが）、昔は内視鏡の画面を映《うつ》すモニターは存在せず、術者が内視鏡を覗き込んで手術していました。ですから、術者以外の人は何が起こっているかわかりません。若い医師は術者の背中を見て覚えるんだ、と真面目《まじめ》に言われたものです。

今は大きなモニターを見ながら手術しますので、術者以外の医師・看護師たちも何が起こっているのか一目瞭然です。さらにALA-PDD、TUR-btなどで手術がしやすくなりました。現在も各方面でがん細胞を明確にしようという研究が進んでいます。見やすくなることで治療効果が上がり、副作用がもっと少なくなる時代がもうすこしで来るでしょう。

TUR－bt直後の再発予防の治療

手術直後の抗がん剤の注入には、ピノルビン、マイトマイシンなどの抗がん剤をTUR－bt手術直後に膀胱に入っている管を使い、膀胱内に入れます。そのまま30分ほど入れ、その後に管から排出します。これによって再発率を低くします。

BCG膀胱内注入療法

膀胱がんは早期がんであっても再発の可能性の高いがんです。この高い再発率を低くすべく、古くからBCG膀胱内注入療法が用いられてきました。

この治療方法は現在も世界的な標準治療（最も良い治療）の1つであり、外来で実施しています。多くの場合、ＴＵＲ－ｂｔ手術後4～6週間後から始めます。細い管を膀胱まで入れて、その後ＢＣＧを注入します。数分で終わります。その後、約2時間待ち、排尿してもらいます。さまざまな方法がありますが、週に1回を6～8週間継続する施設が多いようです。

ＢＣＧ膀胱内注入療法の副作用

・発熱／多くが治療した当日の夕方から38度ほどの熱が出ます。しかし、ほとんどの場合、翌日には平熱に戻りますが、高熱が2日以上継続する場合は病院を受診する必要があります。

・血尿／初回から血尿がひどくなることはあまりありませんが、回を重ねるごとにひどい血尿になることが稀にあります。排尿に問題が起きるほど血尿がひどければ、中止することもあります。

・排尿障害／頻尿、排尿困難感が徐々にひどくなることがあります。これも生活に支障をきたすようであれば中止します。

・感染症／男性の場合は特に、精巣上体炎が感染を起こして高熱、腫れ、痛みを起こすことがあります。その場合は抗生物質で治療します。

・萎縮《いしゅく》膀胱／内視鏡の手術を繰り返すと膀胱に傷がつき、治る過程で膀胱がやや小さくなってしまうことがありますが、さらにBCG治療で極度に小さくなってしまうことがあります。きわめて稀ではありますが、萎縮膀胱のために生活にも支障が起き、膀胱全摘になる方もいます。

第5章

浸潤膀胱がんに対する治療

膀胱全摘（ロボット支援膀胱全摘術）

膀胱全摘の対象となる方

①膀胱がんが膀胱を取り巻く筋肉に達する場合（T2以上）
②膀胱がんが膀胱を取り巻く筋肉に達していない場合（T1）でも、上皮内がん（Tis）を伴う場合
③BCG治療に抵抗を示す場合
④転移があったが抗がん剤治療が有効であった場合

過去に報告がいくつかありますが、私が所属していたメモリアルスローンケタリングがんセンターは、全摘を受けた方の32%が3年を過ぎた時点で生存していたのに対して、同条件で全摘を受けなかった方は8%しか生存しなかったとの報告がありま す。慎重に検討する必要がありますが、大切な選択肢であることは言えます。
①の筋層浸潤がある時には、医師も多くは迷わず、膀胱全摘をおすすめすることが

多いですが、②③は医師も迷うことがあります。特に②のＴＵＲ－ｂｔの病理検査でＴ１とTisが混在していることはよくあります。そのため、すぐに膀胱全摘をおすすめする医師は少ないと思います。

実際は、まずＢＣＧ治療をしてということになります。あるいは、セカンドＴＵＲ－ｂｔをして筋層浸潤の有無を正確に把握しようとするでしょう。一方でＴ１＋TisでＢＣＧ治療を実施したのにもかかわらず再発する場合は③に相当しますが、やはり膀胱全摘を検討すべきと考えます。

いずれの場合も、何もせず放置しておくと、肺や肝臓、リンパ節などへの転移を起こしたり、あるいはひどい血尿となり、対処しにくくなります。

膀胱全摘は泌尿器科の中でも最も大きい手術ですが、90歳を過ぎた方でも実施することがあります。放置しておくと対処できない血尿となり、ご本人が苦しまれるからです。とても悩ましい決断ですが、できるだけ状況を理解し、納得して進めていく必要があるでしょう。

ロボット支援膀胱全摘（RARC）の概要

・多くの手術が前日、場合によっては当日入院ですが、膀胱全摘の場合は準備がありますので前々日の入院となります。
・長時間の手術ですので、朝一番の9時から始まります。
・麻酔は、最も一般的な全身麻酔と硬膜外麻酔《こうまくがい》です。硬膜外麻酔は背中から脊髄《せきずい》の周りに細い管を入れる麻酔ですが、手術中だけでなく、手術後の痛みの管理に使えますので便利です。手術数日後に、病棟で簡単に抜けます。
・次に、麻酔科の医師が、中心静脈栄養用の細い点滴を首の横にある太い静脈に入れます。これは、手術後にしばらく食事ができないことに備えるためです。腕にする通常の点滴ですと栄養補給が十分にできませんが、中心静脈栄養用なら可能です。これは手術後、食事が始まり問題なければ、すぐ抜きます。
・麻酔がかかったら、われわれ泌尿器科医がまずお臍の上に縦8㎜の傷をつけます。そこから特殊な針でお腹を刺し、ガスを注入します。十分にお腹にガスが入ったことを確認後に、同じ傷からすこし太い管（カメラ用ポート）を入れます。そのポートから長い内視鏡を入れます。内視鏡でお腹の中の腸の癒着《ゆちゃく》がないかどうかを確認します。以前の手術（虫垂炎《ちゅうすいえん》や鼠径《そけい》ヘルニアなど）のために癒着がひどい時には、癒着を剝《は》がしてからロボット手術をします。その後、お臍の左に２カ所、右側に３カ所５〜８〜15㎜の穴を開けます。それぞれからポートを入れます。次に頭を30度下げます。手術台はさまざまな方向や角度に動かせるようになっています。

・準備が整ったら、ロボット本体を身体に近づけ、カメラと他の４本の管とロボットの腕部分を繋げます。残る１本のポートは患者さんのすぐ横で助手が操作します。

長時間頭を低くすると眼圧が上がることが知られていますので、手術前に緑内障がないかを確認し、緑内障がある場合は、眼科医に確認する場合があります。ほとんどの場合は問題のないタイプの緑内障ですが、問題がある場合は30度ではなく25度にしたりすることもあります。

・その後、ポートに各種の鉗子を入れたら手術を開始します。まず膀胱を全摘するところから始めます。同時並行で、特に男性の場合は尿道を摘除することも実施します（陰茎の中を通る尿道のみ摘出します）。次に、骨盤内のリンパ節を取ります。リンパ節といっても、多くの場合は脂肪の塊を取ることで、その中にリンパ節が隠れています。

・次に、尿路変更を実施します。通常、お臍の下に5㎝ほどの傷をつけ、回腸《かいちょう》をお腹の上に引っ張り出して、回腸に尿管をつけます。つけ終わったら回腸をお腹に戻し、回腸導管であれば、回腸の片側をお臍の横に出してストーマ（人工膀胱。131〜134ページで詳述）を作成します。新膀胱の場合は、お腹の中に戻した後にロボットで新膀胱と尿道を繋げます。

・ドレーンという細い管を、身体の左側の穴から身体に入れます。これは手術後に身体の中に余計な出血や体液が溜まらないようにするためで、手術後数日内に抜きます。これらが終わったら、入れていた計6本のポートを抜きます。最後に、6個の穴と臍下の傷を縫って塞ぎ、終了します。

・レントゲンで胸部・腹部に問題がないかを確認した後に、全身麻酔を覚まします。

その後、病棟に戻ります。

・手術後は、点滴が1本、お腹に細い管（ドレーン）が1本、回腸導管の場合は左右の腎臓から尿管に通した細い管（ステント）がストーマから2本、新膀胱の場合は同様のステントが右下腹部の皮膚から直接2本が出た状態です。麻酔がかかった後に、すぐ鼻から胃までの管を入れます。以前は手術後も1～2日そのままでしたが、最近では手術終了直後に抜いてしまうことが多いです。

・水分摂取はすぐ始まります。

・翌日から、頑張って歩いてもらいます。

RARCにおけるポートの位置

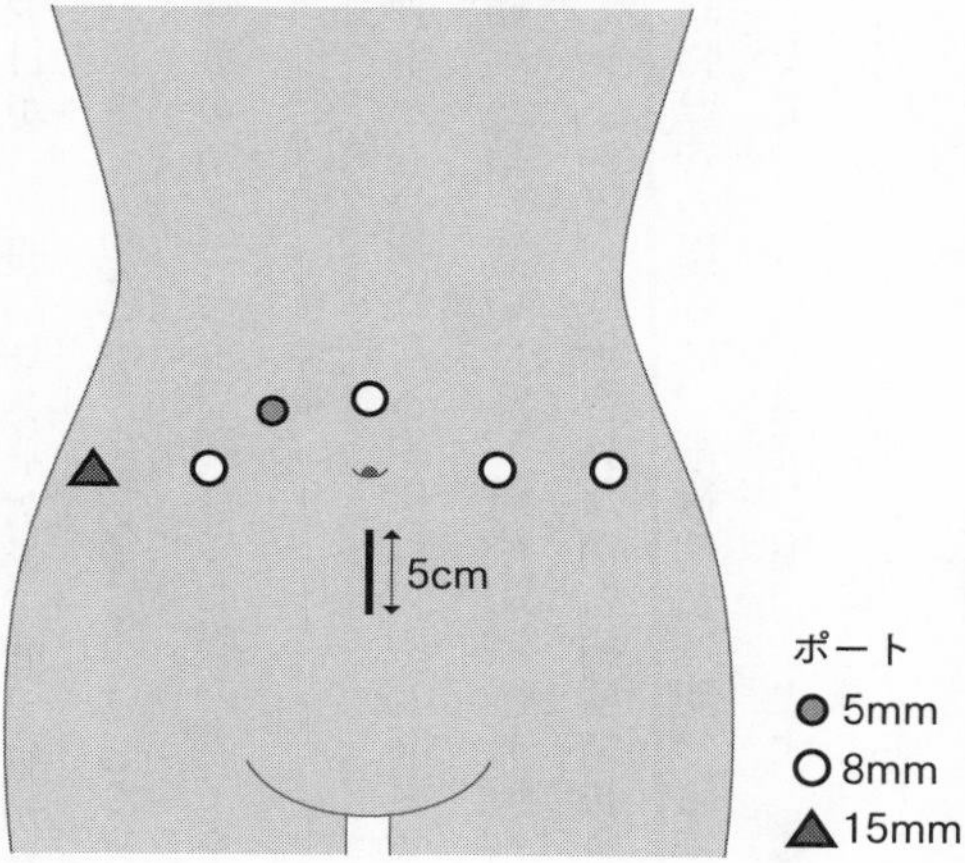

・翌日から、腹部レントゲン、吐《は》き気がないかを聴診器でお腹の動きを確認しながら、食事（流動食）を始めるタイミングを見ます。
・食事が始まったら、同様にお腹の調子を見ながら、食事を三分粥《さんぶがゆ》、五分粥、全粥、常食と上げていきます。
・食事が五分粥になる頃には、中心静脈栄養の点滴を抜きます。
・痛みが落ち着いたら、背中の硬膜外麻酔の管を抜きます。
・ドレーンは、様子を見ながら病棟で抜きます。
・回腸導管の場合は、術後約2週間で尿管ステントを抜き、ストーマの管理を練習して、大丈夫であれば退院を相談します（通常は入院後3週間で退院）。
・新膀胱の場合も、術後2週間後くらいに尿管ステントを抜きます。そして約3週間後に尿道カテーテルから造影剤を入れて、新膀胱と尿道の繋ぎ目がしっかり繋がっているかを確認し、カテーテルを抜きます。
自分で排尿できるか、量を確認します。新膀胱に残尿がどれくらいあるか、自己導

RARCの流れ

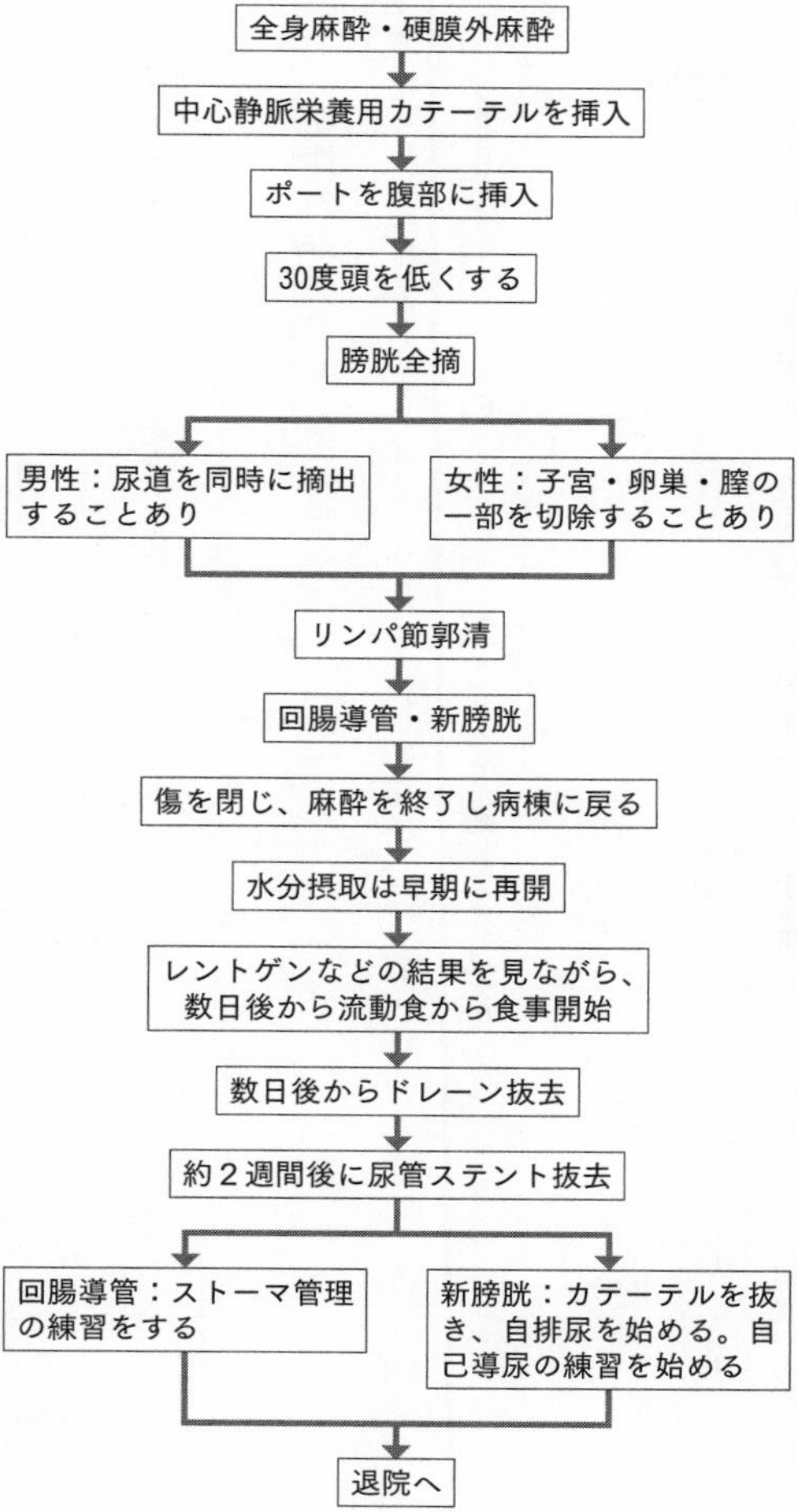
全身麻酔・硬膜外麻酔
中心静脈栄養用カテーテルを挿入
ポートを腹部に挿入
30度頭を低くする
膀胱全摘
男性：尿道を同時に摘出することあり
女性：子宮・卵巣・膣の一部を切除することあり
リンパ節郭清
回腸導管・新膀胱
傷を閉じ、麻酔を終了し病棟に戻る
水分摂取は早期に再開
レントゲンなどの結果を見ながら、数日後から流動食から食事開始
数日後からドレーン抜去
約２週間後に尿管ステント抜去
回腸導管：ストーマ管理の練習をする
新膀胱：カテーテルを抜き、自排尿を始める。自己導尿の練習を始める
退院へ

尿を覚え、実践してもらいます（自分で細い管を尿道口から新膀胱まで入れると、ゆっくりですが尿が出てきます）。自排尿が多く、残尿が少なければ自己導尿の回数は減っていきます。尿道カテーテルを抜いた後に熱もなく、自排尿も大丈夫となり、自己導尿にも慣れた時点で退院となります。

女性のロボット支援膀胱全摘

基本は男性と変わりありませんが、女性の場合は①膣・子宮を温存、②子宮を温存、③子宮を全摘する、の3方法のいずれかを選択する必要があります（109ページの図）。

一般的には膀胱内の膣側に大きな浸潤性の膀胱がんが存在する場合は、膣の温存は避けるべきと言われます。患者さんの年齢や意向を十分考慮・確認し、膣・子宮・卵巣の温存を決めていきます。大事なことですので、手術前には相談し、納得の上で方針を決めます。

女性の膀胱全摘

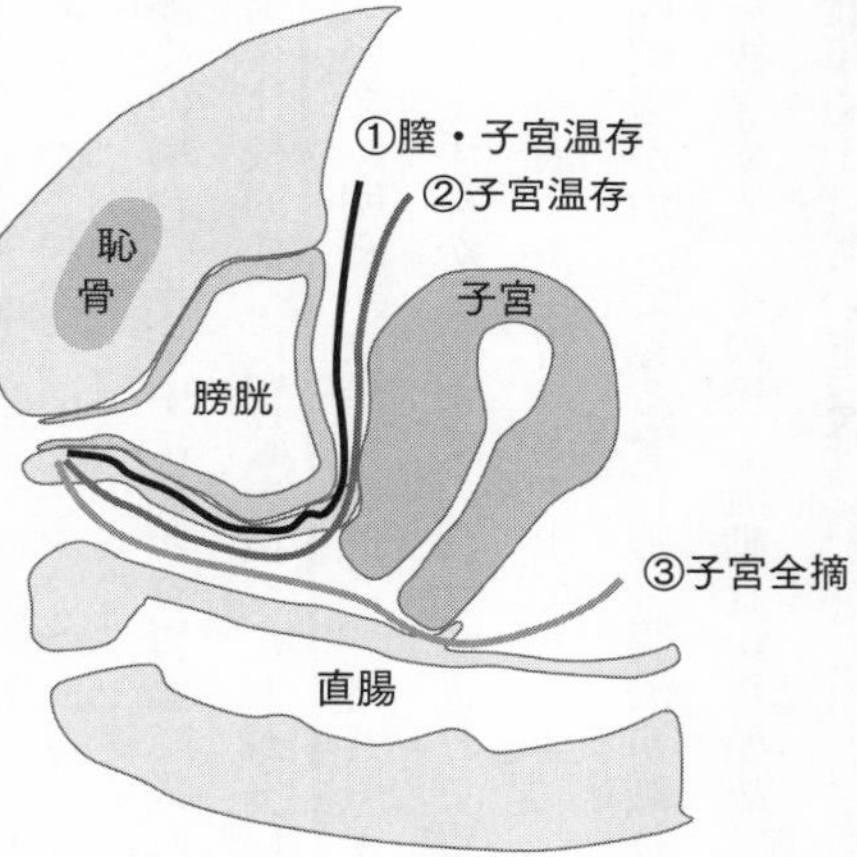

膣・子宮を残す・残さないを決める３つの切開線

合併症

腸閉塞（イレウス）

泌尿器科の多くの手術と異なるのは、膀胱という尿を溜めて排出する場所がなくなるため、新たに尿の通り道を作るために小腸を使う点です。

回腸導管や新膀胱を作る際には、小腸の中の回腸と呼ばれる部分を切ります。当然、切った腸を繋ぎ直します。昔と違い、器械吻合《きかいふんごう》と言って、特殊な機械を使って腸と腸を繋ぐため、以前ほど大きなトラブルはありません。

それでも手術後1週間、一番気にかかるのは腸閉塞です。食事を摂《と》らなくても多くの胃液・腸液が出ていますが、腸閉塞で通りが悪くなると液体が胃に溜まり、吐き気・嘔吐が生じます。

腸閉塞の原因は、繋いだ腸の一時的なむくみが出たり、一時的に腸全体の動きが悪くなることです。

多くの場合、手術中に鼻から胃まで入れている胃管《いかん》という管を入れます。最近では手術後比較的すぐに胃管を抜くことが多いですが、手術後に撮るレントゲンで、腸のガスが多く明らかに流れが悪い、吐き気がする、吐いてしまうことなどが起きれば、再度、まず鼻から胃までの胃管を入れて胃液を外に出すようにします。流れが悪いと胃液・腸液が多く胃管から出てきます。

腸閉塞が治ってくると胃液・腸液が減り、レントゲンでのガスも減りますので、胃管を抜きます。その後、流動食から始め、問題なければ三分粥、五分粥、全粥、常食と食事を上げていきます。

重症の腸閉塞は最近ではきわめて稀ですが、胃管を入れても良くなる兆候がなければ、次にイレウス管というやや太い管を、胃を越えて腸の問題となっている部位の近くまで入れて、さらに胃液・腸液を外に出すことで問題の場所の負担を取り、時間を待つことがあります。

イレウス管でも改善が見られないとなると、手術の所見などから最終的にもう一度手術をして治す可能性はゼロではありませんが、最近では滅多《めった》にありません。

出血・輸血

ロボット支援手術の大きな利点の1つに、出血量の軽減が挙げられます。開腹手術よりも、輸血を回避できる可能性が高くなります。しかし、がんの浸潤の状況や癒着の状況によって出血量が大幅に変動する可能性があり、状況に応じて輸血（日本赤十字社からの供給）が必要となります。また、ご高齢であったり、血尿が長く続いた方は、手術前から貧血の傾向がありますので、場合によっては手術直前から輸血することもあります。

吻合不全

・腸管吻合不全／これは、回腸導管や新膀胱のために腸を切り離した後に腸と腸を繋げた時（吻合）、うまく繋がらずに便（腸液）が漏れてしまうことを意味します。先に説明したように、現在は器械吻合により、特殊な器械で腸管と腸管を吻合するので吻合不全はほとんどなくなりましたが、万が一あると腹膜炎を併発し致死的になる可能性があるため、緊急手術を行わなければならない場合があります。

・尿管腸吻合不全／回腸導管でも新膀胱でも尿管と腸管との間で吻合します。かなり細い糸でしっかり縫いますが、この縫合《ほうごう》がうまくいかないと尿が漏れます。お腹の上で手で縫い合わせることもありますし、お腹の中でロボットを使用して縫い合わせることもあります。

手術直後は尿管ステントが腎臓→尿管→回腸導管、あるいは新膀胱→皮膚から外へ出ていますのでほとんど問題ありませんが、手術後約2週間後にステントを抜いた後に吻合不全が発覚することがあります。その時には通常、ドレーンが抜けていますので漏れた尿がお腹に溜まり、腹痛・尿量の低下などで吻合不全が疑われ、CTなどで明確になります。

吻合不全と診断されたら、回腸導管や新膀胱から尿管ステントの挿入を試みたり、あるいは背中から腎臓へ針を刺し、それを利用して尿管ステントを入れたりします。吻合不全の程度がひどければ、手術でやり直す可能性もあります。

創感染

以前の開腹手術では、下腹部に15㎝ほどの傷をつけて手術していました。手術後、この傷が感染するとやっかいで、毎日、病棟で傷を消毒・洗浄しながら、傷が治るのを待つ必要があります。これで入院が長引くこともありました。

しかし、ロボット手術では傷が小さいので（5～15㎜）、感染することはきわめて稀です。膀胱を取り出したり、腸を操作するための傷を5～7㎝ほどつけますが、この感染も少ないです。

腎盂腎炎

手術中や手術直後に細菌が腎臓に入って炎症が起こり、38～39度の熱が出ることがあります。一時的に尿を溜めたり、ステントを入れたりという操作が原因でなることが多いです。さらに、手術後約2週間でステントを抜いた後に一時的に尿の流れが悪くなり、腎盂腎炎になることがあります。

これは多くの場合、抗生物質の点滴で良くなります。もし水腎症（後述）が原因であれば、水腎症への対応が必要になります。

リンパろう感染

リンパ節郭清《かくせい》（郭清とは手術でがん細胞を取り払うこと）をすると、リンパ管からある程度リンパ液が出ます。手術後、ドレーンからリンパ液が排出されて体外に出ます。リンパ液がだんだん減ってくるとドレーンを抜いてしまいますが、その後、お腹にリンパ液が溜まることがあります。

通常は、すこしずつお腹の中で吸収され、問題は起きませんが、その溜まったリンパ液に感染が起きてしまうことがあります。抗生物質の点滴で対処しますが、ひどい感染の場合は、もう一度ドレーンをお腹の中に入れることがあります。

その他の障害

術後、特に高齢者では稀に肺炎を引き起こす場合があります。また腹部の手術のため、稀に胆囊炎、膵炎《すいえん》、腹膜炎などが起こることがあります。

水腎症（腎臓からの尿の流れが悪くなり、腎臓に尿が溜まった状態）

この手術では、回腸で作った回腸導管や新膀胱と尿管を繫ぎ合わせますが、その繫ぎ目付近が狭くなって（尿管新膀胱吻合部狭窄）、手術後に水腎症となる場合がありま す。通常、自然に軽快しますが、狭窄の程度や感染の合併（腎盂腎炎）の状況によっては、何らかの処置（ステントの再挿入や腎《じん》ろう）が必要となる場合があります。

筋挫滅《きんざめつ》

手術中の体位によって筋肉が圧迫され、腫れて痛みが出ることがあります。私は経験したことがない、きわめて稀なものです。

臓器の機能障害

手術や麻酔を契機に、心臓、肺、腎臓、肝臓機能障害が起こることがあります。生じた場合は適切に治療を行います。

皮下気腫

ロボット手術でお腹に入れる二酸化炭素が皮膚の下に溜まって不快を感じることがありますが、数日で自然に吸収されます。

鼠径ヘルニア・腹壁瘢痕《はんこん》ヘルニア

骨盤内の手術後は、足の付け根が腫れる鼠径ヘルニアが比較的起こりやすいと言われています。また、腹部の創部の筋肉が緩《ゆる》んで、腸などがお腹の傷やストーマの横から脱出する腹壁瘢痕ヘルニアが起きることがあり、手術が必要になる可能性があります。

静脈塞栓症

肺塞栓は致死率の高い合併症であり、これを予防するために手術中および術後は、専用の空気圧による下肢のマッサージ機を装着していただきます（間欠的《かんけってき》空気圧迫法)。さらに、血栓を作る可能性が高い人には、血液が固まりにくくなる薬を併用する場合があります。

代謝性アシドーシス

新膀胱は腸管を利用しているため、尿が新膀胱から体内に吸収されてしまい、体内の電解質異常が稀に起こることがあります。無気力、食欲不振、吐き気などの原因になっていることがあり、採血で適宜チェックをします。

自分で排尿した後の残尿が多いことが原因になることがあり、自己導尿の回数を増やしたりします。

術後せん妄

術後せん妄とは、手術をきっかけにして起こる精神障害のことで、手術後にいったん平静になった患者さんが、急に幻覚・錯乱・妄想状態を起こし、数日の経過後に改善する病態です。高齢者に起こりやすいですが、若年者でも起こることがあります。行動が危険な場合（ベッドでの安静ができない等）には、抑制帯を使用させていただく場合があります。

勃起障害・射精障害

男性の場合、膀胱と同時に前立腺も摘除します。そのため、術後に勃起障害が高頻度で生じます。最近では新膀胱の場合、勃起神経を温存することもあります。また精液を運ぶ精管《せいかん》と呼ばれる管を切断しますので、術後は射精をすることができなくなります。

ビタミンB12欠乏症

食物中のビタミンB12は、回腸の末端で吸収されます。新膀胱は回腸を用いて作成しますが、その影響できわめて稀ですが、食物からのビタミンB12吸収障害が生じ、貧血や神経障害が出現することがあります。その場合、ビタミンB12の経静脈的投与（注射による補充）が定期的に必要になる可能性があります。また、回腸末端での胆汁酸《たんじゅうさん》の再吸収障害により、胆石症ができやすくなることがあります。

新膀胱作成困難

新膀胱を作るには、45～60cm程度の回腸（小腸のうち、十二指腸・空腸《くうちょう》に続く部分）が必要です。また、袋状にした回腸を尿道に繋ぐ必要があります。腸管の癒着や異常（過去の病気など）などで十分な長さの腸管を得ることができない場合、尿道に繋ぐことができないなどの理由で、新膀胱を作成することができない可能性があります。その場合、尿路変更は回腸導管造設術に変更になることがあります。

ロボットの不具合

0・1％の可能性でロボットが故障し、手術が遂行できないことがあります。ロボットの故障、出血や癒着、その他の合併症により安全性が確保できない場合は、開腹手術あるいは腹腔鏡手術へと変更することがあります。当院では現在に至るまで故障は一度もありません。

尿路変更の2つの方法

	回腸導管	新膀胱
対象	全例	●膀胱の出口や前立腺の尿道にがんがない例 ●腎機能が悪くない例（血液のクレアチニンが1.5以下） ●年齢的に手術後の自己導尿などに対応できる例
手術時間	短い（全摘を含み4～6時間）	長い（全摘を含み6～8時間）
手術後の自己導尿	必要なし	必要あり（退院前に指導）
手術後、お臍横にストーマができ、袋がつく	あり、ストーマ管理が必要（3～4日に1回袋の交換）	なし
手術後の排尿障害・尿失禁	なし	可能性あり
手術後、尿道への再発	尿道全摘した場合はなし	あり（4～5%）

尿路変更

膀胱全摘が泌尿器科で最も長い時間のかかる大きな手術である理由は、膀胱を全摘するだけでなく、尿の通り路《みち》を作る必要があるからです。これを尿路変更と言います。

尿路変更には121ページの表で示した回腸導管、新膀胱（自然排尿型）の他に、尿管皮膚ろう、腎ろうの4つがあります。

コーヒーブレイク④

「膀胱を取る」と言われて、すぐに納得・覚悟ができる方はそうそういません。直感的にも大変な手術で、お腹に袋がついて、生活もいきなり変わるのではないかと恐れを抱くのは当然です。

説明するわれわれも、それなりの覚悟が必要です。血尿が止まらない、膀胱全体を占める大きながんで膀胱の筋肉に明らかに浸潤している場合は迷いようがありませんが、TUR－btの病理標本でわずかに筋層浸潤がある、BCG治療後に再発しているががんは小さい、などの時には躊躇《ちゅうちょ》することもあります。

しかし、日本を含む全世界からの経験・報告のもとに定められたガイドラインに沿って、考えざるを得ません。過去の膀胱全摘の成績では手術後5年までに再発・転移・死亡となるのが50％にもなります。ここには診断時にかなりの進行がんの方を含んでいることもありますが、このことからも適切な時期を逃さずに決断し、全摘をすることの大切さがうかがえます。手術前や手術後に抗がん剤治療をし、全摘をし、その後、1年、2年、3年と何も起こらず経過すると、ほっとします。

以前から、全摘手術をせず、抗がん剤と放射線の組み合わせで膀胱を温存する治療が一部で実施されています。昔と違い、効果のある抗がん剤、進歩した放射線治療がありますので、可能性はゼロではありません。ガイドラインにも確かに選択肢の1つとして載っています。膀胱全摘が不可能な、心機能・肺機能などが悪い高齢者、何らかの理由で手術を希望しない方には必要となる治療かもしれませんが、特に比較的年齢が若い方はよく考えてほしいと思います。

温存療法がうまくいかなかった時に振り出しに戻って全摘手術ができるかというと、基本的にはできないからです（放射線後の手術はきわめて難しい）。となると、最初に使っていない抗がん剤を投与するくらいしか選択肢がなくなってしまいます。全摘という選択は容易ではありませんが、対象となる方にとっては最善と言えます。

回腸導管

口から入った食べ物は、食道↓胃↓小腸↓大腸↓直腸↓排便となりますが、小腸の胃に近いほうを空腸、大腸に近いほうを回腸と呼びます。回腸導管も新膀胱もこの回腸を使用します。回腸を約20㎝切って、片側に尿管をつけて、その反対側にストーマを出します。

この回腸導管が、尿路変更の中で標準的な方法と言えます。約2週間、尿管と腸管の繋ぎ目が落ち着くまで、腎臓から尿管、回腸導管を通して外に尿を出す尿管ステントを入れます。約2週間後にステントを抜いて、その後、熱・痛みがなければ退院となります。

回腸導管手術後

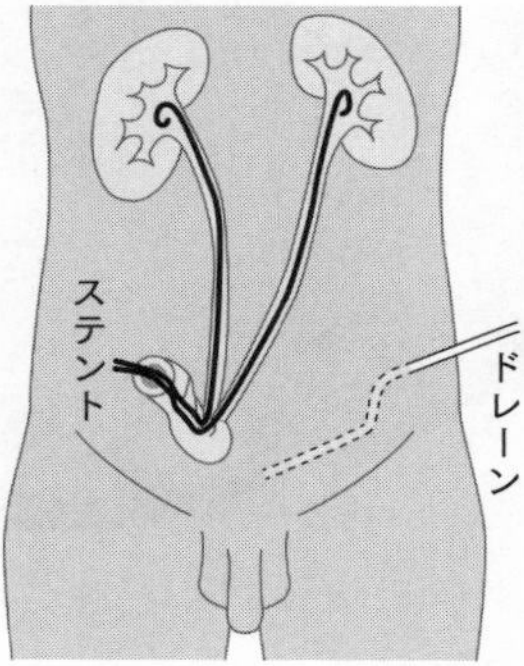

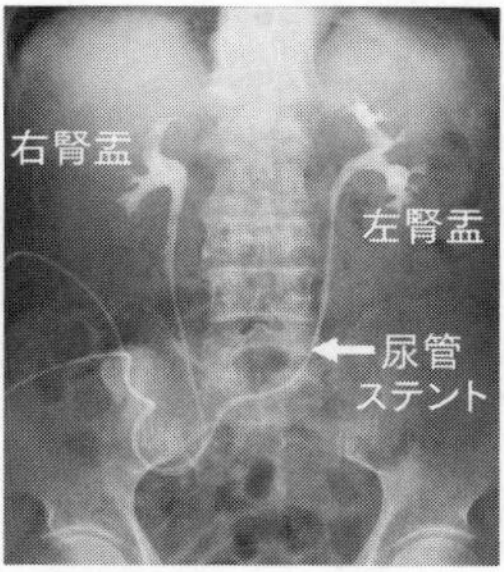

上／回腸導管後の模式図。腎臓から尿管に入れた尿管ステントが回腸導管を通して外に出ている。反体側にはドレーンが入っている。下／術後約２週間後、ステントから造影剤を入れ、腎盂、尿管、尿管と回腸導管の繋ぎ目を映し、問題なければステントを抜く

回腸導管の方法

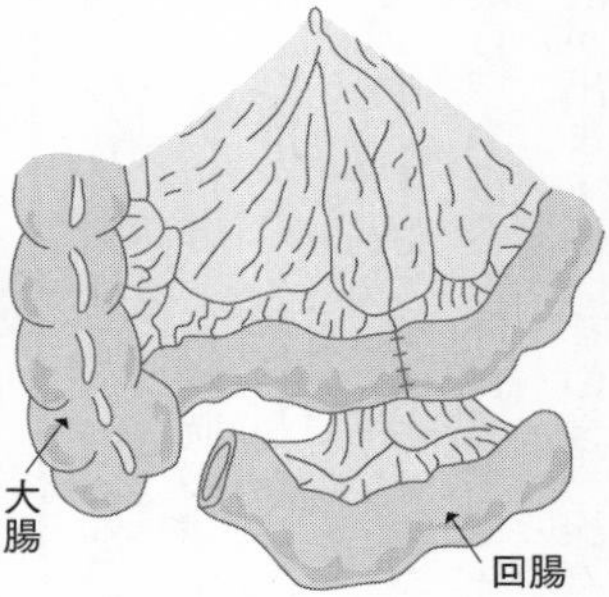

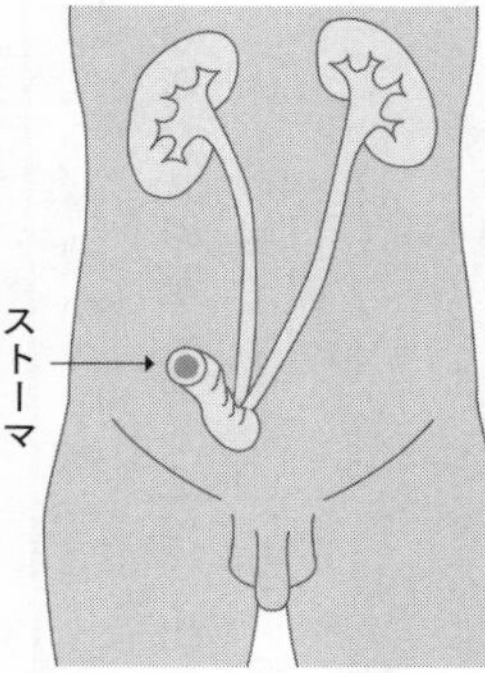

回盲《かいもう》部(小腸と大腸の繋ぎ目、虫垂がある場所)から口側に約20㎝以上離し、そこから約20㎝の回腸を切り離す。下の模式図のように、両側の腎臓からくる尿管を回腸導管につなげて、回腸の片側をお臍の横に出す

回腸導管のストーマ

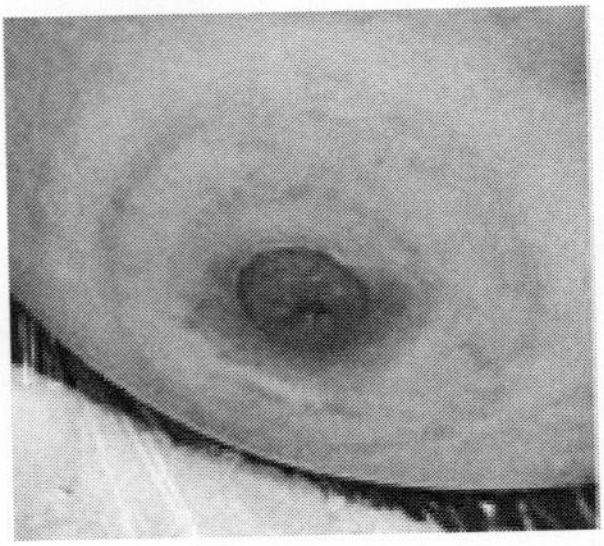

新膀胱

回腸を約60㎝切り離し、腸を切って開いて丸くするように縫います。ハウトマン、スチューダなどの名前のついた作り方があります。袋状にした新膀胱に、左右の腎臓から尿を運ぶ尿管をつけます。さらに新膀胱の下のほうに丸く穴を開け、そこと尿道を繋ぎます。

回腸導管と同様に手術後2週間まで、腎臓から尿管を通してステントが入りますが、多くの場合、新膀胱の途中から新膀胱の壁を通して外に出して、下腹部の皮膚から出します（あるいは特殊なステントを新膀胱内に留置します）。新膀胱は腸で作る袋なので、腸の粘液《ねんえき》が産出されます。手術数日後から尿道を通して新膀胱に入った太めの管から、少量の生理食塩水で洗浄します。自分で排尿できるようになってもしばらく粘液が出ますが、その後、徐々に減っていきます。ステントが抜けて、自分で排尿が

新膀胱造影撮影

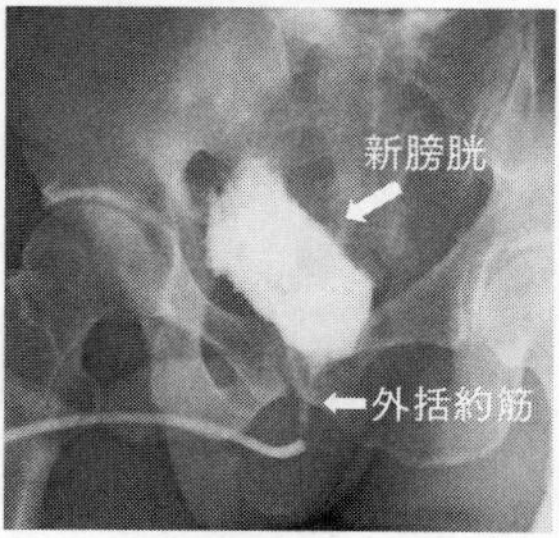

新膀胱の作成方法

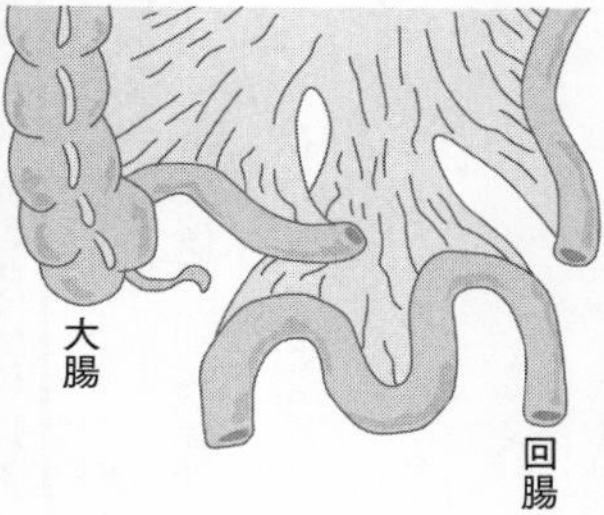

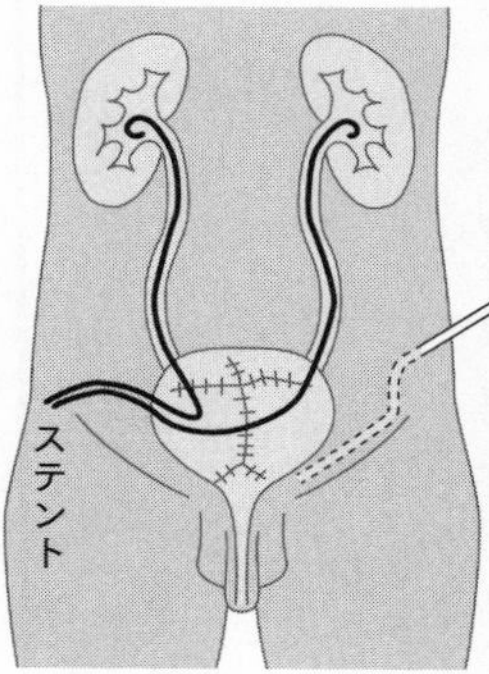

上／回盲部から口側に約20cmの場所から、約60cmの回腸を切り離し、新膀胱を作成する。下／新膀胱作成時の模式図。両側の腎臓から入ったステントは、新膀胱を通して下腹部の皮膚に出しておく。反体側にはドレーンが入っている

できて、自己導尿ができるようになれば、退院です。

尿管皮膚ろう

これは、腎臓から出る尿管を直接お腹の皮膚に出す方法です。腸を使わないぶん、良いように感じるかもしれませんが、ご高齢で心機能・肺機能が悪く長時間の手術に耐えられないなどの理由を除き、あまりおすすめはできません。というのも、片方の尿管を反対側の皮膚に持っていくのが大変で、場合によっては左右のお腹に尿管を出さねばならず、ストーマが2つになってしまうからです。

また、手術後、回腸導管などと同様に尿管ステントが入りますが、このステントがなかなか抜けず、結果的に数カ月に1回ステントを外来で交換することをしなければなりません。

尿管皮膚ろうの作成(右側の場合)

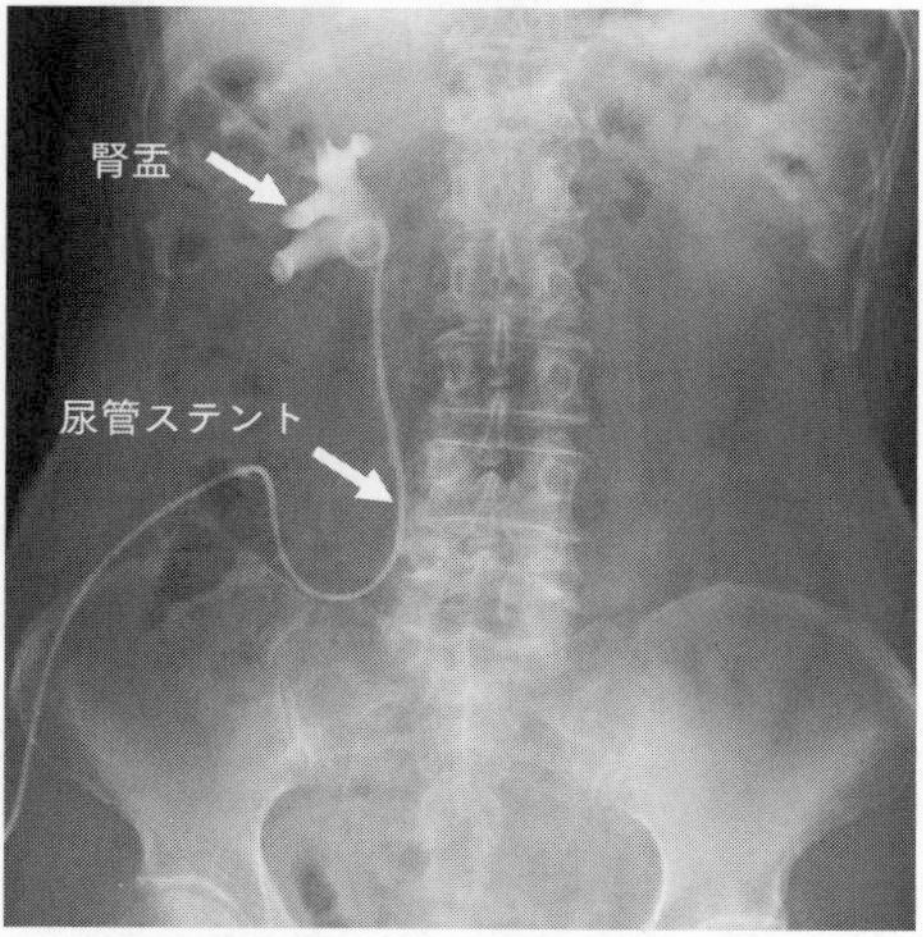

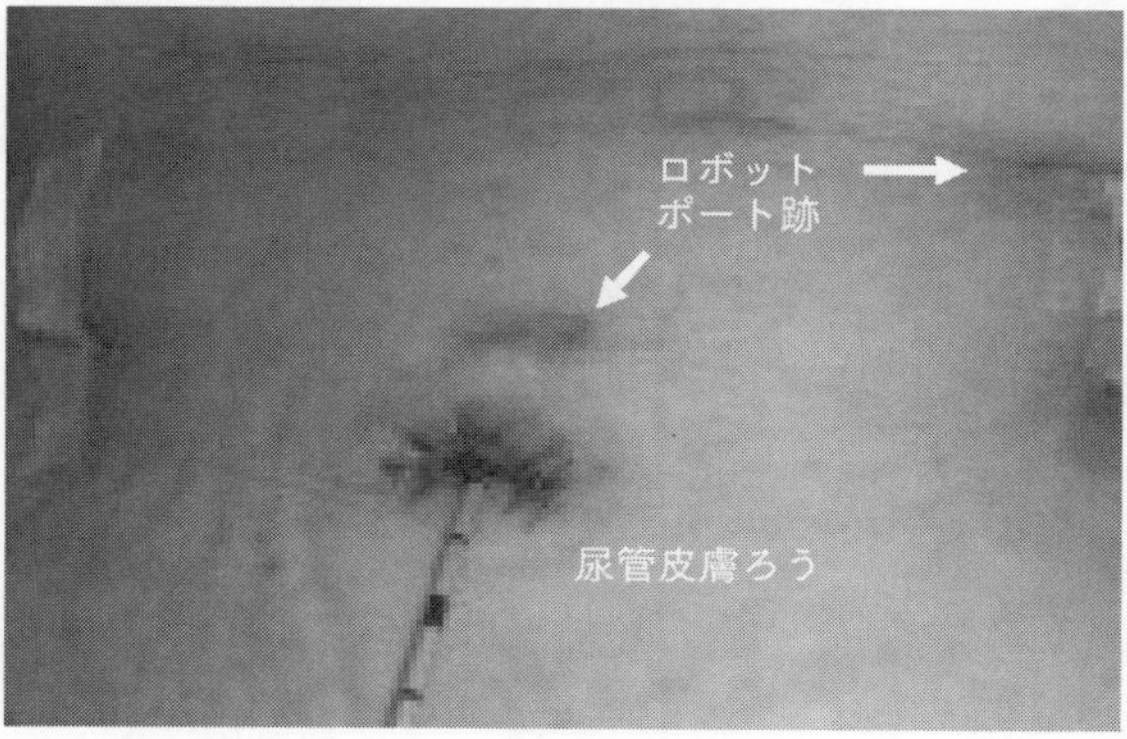

腎ろう

この方法は、膀胱全摘が種々の理由で不可能な時に尿路変更だけを行う場合です。一番多いのは、ご高齢で全身麻酔がかけられないような場合、それから膀胱がんが周囲に浸潤して手術が不可能な場合に検討します。局所麻酔で背中の皮膚から腎臓に針を刺し、その後、やや太い管に入れ替え、管の先に袋をつけ、尿を処理します。これがいったん入ったら、4週間ごとに外来で交換する必要があります。腎ろうを入れることで腎機能が改善したら、抗がん剤の治療をすることがあります。

コーヒーブレイク⑤

膀胱全摘＋尿路変更は泌尿器科の手術の中で最も大きな、時間のかかる手術です。私が医師になった35年以上前は朝9時から始まり、12時間以上経《た》っても終わらず、次の日になることさえありました。

ロボット手術と違い、術者は立ち通しですので、疲労困憊《こんぱい》しました。しかも、出血が多く、多量の輸血を準備して手術に臨《のぞ》みました。病院によっては長時間立って頑張っている術者のマスクの横から、ストローでジュースを飲ませてくれる所もありました！　今では術者はロボットのコンソールに座り、助手も患者さんの横で座って行いますので、体力的にはかなり楽になりました。

ストーマの管理

ストーマとは、手術で新たに作られた尿の出口のことで、尿の場合はウロストミーと呼びます。回腸導管や尿管皮膚ろうでストーマができます。

元の膀胱のように尿を溜めることができないので、絶えず尿が出てきます。いったん装具に慣れれば、手術前とほとんど変わらない生活が送れます。ストーマの位置は入院後に医師・看護師と共に決めます。手術後、落ち着いてきたら、ストーマの管理の練習を看護師と一緒に行い、自信がついたら退院となります。

面板《めんいた》とは、ストーマの装具を体に固定する平板のことです。円形、菱形、正方形などの形があります。中央にストーマ用の穴を開けますが、穴は自分で鋏《はさみ》で開けて形を整えて使う場合や、すでに一定の大きさに穴が開いているタイプ（プレカット）もあります。皮膚保護剤がついており、周囲が粘着テープになっていて皮膚に張りつけます。

ストーマ袋は３５０ｃｃ溜まるもの、１ℓ溜まるもの（夜間用）があります。ストーマ袋を面板につけ、尿が溜まったらトイレで流します。数日で汚れたら交換します。

ストーマ装具

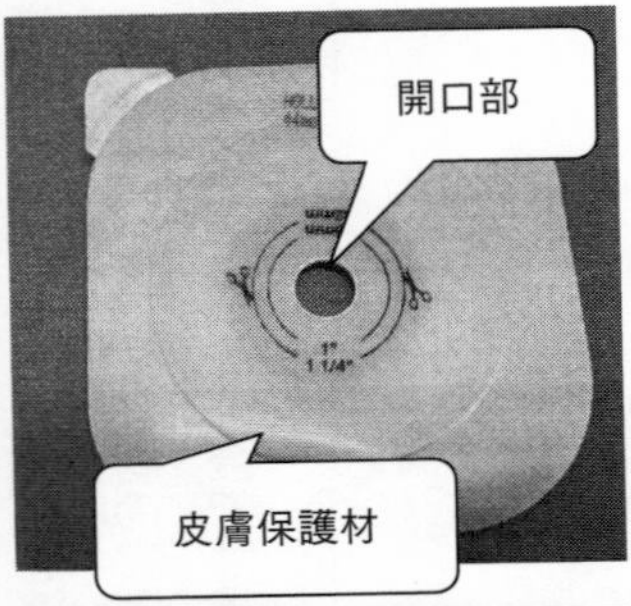

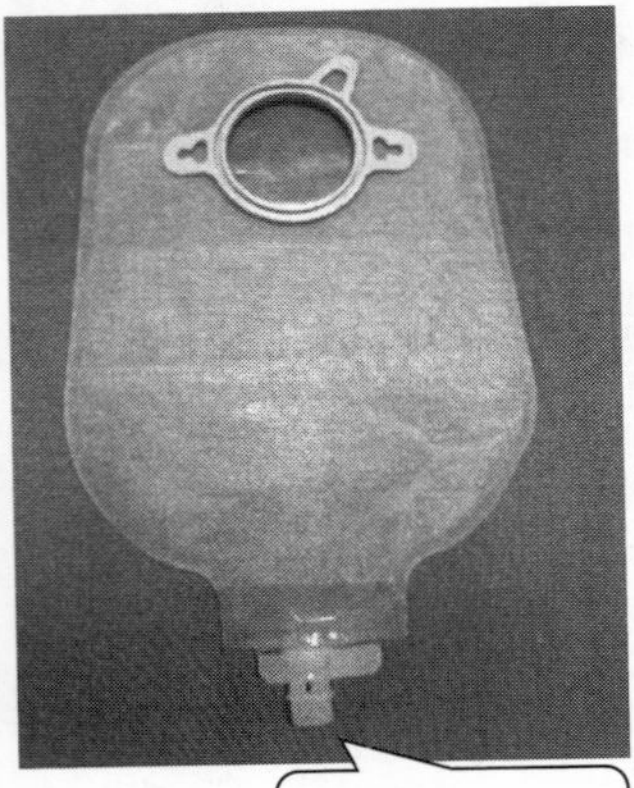

上／面板。下／採尿袋。逆流防止弁がつくなど、尿を溜めて捨てやすい構造になっている。就眠時は大きい袋(1〜2.5ℓ溜められるウロバッグ)につけ、日中は小さめな袋(1ℓや350㎖、レッグバッグ)につけたりする

ストーマ装具のつけ方

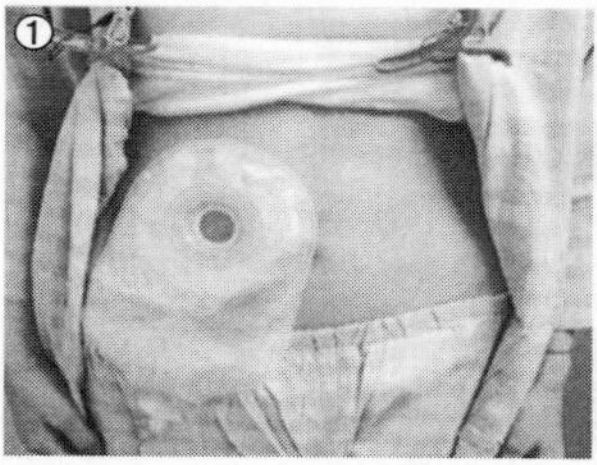

洗濯バサミなどで衣類を留める

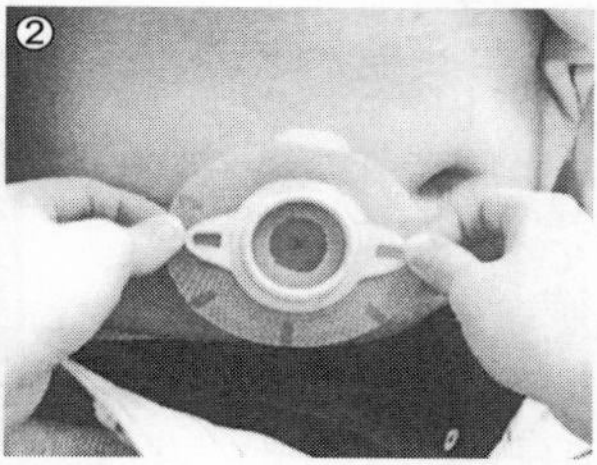

面板を貼る

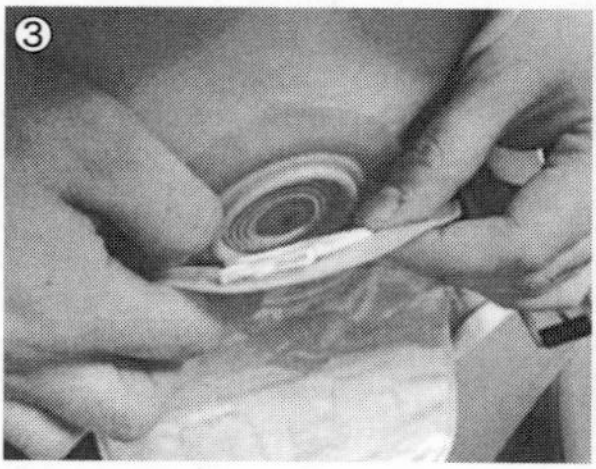

面板を押す

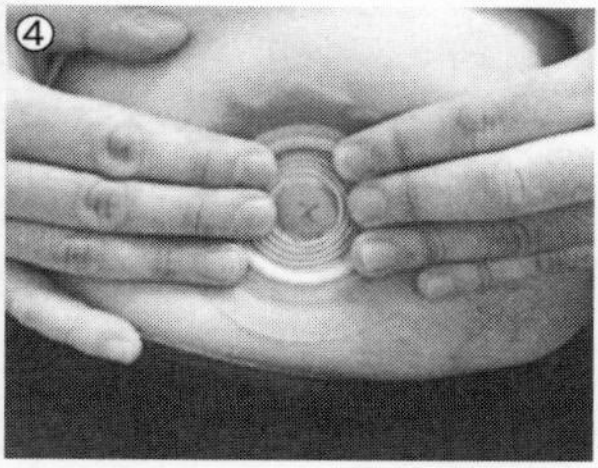

採尿袋を面板につける

装具の交換手順

・必要物品（新しい装具、泡状洗浄剤、ぬるま湯、ガーゼ、ゴミ袋）を準備します。
・剥離剤《はくりざい》を使用して、装具をゆっくり優しく剥がします。
・衣類を着用したまま装具を交換する場合は、洗濯バサミなどで衣類を留めておきます（上の図①）。
・ストーマ周囲を清拭《せいしき》します。
・剥がした面板を観察し、ふ

やけた部分が1cm程度で交換します。ふやけが小さければ交換日を1日延ばし、大きい場合は1日早めます。

・ストーマ周囲の皮膚が乾くのを待ち、面板の剥離フィルムを剥がします。

・面板を貼り（133ページの図②）、押して押さえます（同③）。

・採尿袋を面板につけます（同④）。

入院後の流れ（膀胱全摘＋回腸導管の場合）

手術2日前

・消化の良い食事が出ます。

・お臍をきれいにします。

・ストーマを作る位置に印をつけます。手術後、装具の交換がしやすいように、①しっかり目で見て確認ができる、②ズボンのベルトに重ならない、場所にします。

・寝る前に下剤《げざい》の内服があります。

手術前日

・消化の良い食事が出ます。
・朝食後、液体の下剤を内服します。
・朝から点滴をします。
・シャワーに入ります。
・寝る前に下剤の内服があります。
・夕食まで出ますが、21時以降は禁食です。

手術当日

・通常は朝9時からの手術です。
・6時に浣腸《かんちょう》をします。

・7時以降、飲水禁止です。
・7時過ぎに手術着に着替えて、血栓予防のストッキングをはきます。
・アクセサリー類、義歯、鬘《かつら》、貼付薬などをすべて外《はず》します。
・手術後はベッドの上で安静です。

手術翌日

・朝、採血があります。
・吐き気がなければ、鼻の管を抜きます。
・内服が始まりますので、少量の水を飲めます。
・全身状態に問題がなければ、病棟を歩きます。
・歩行時は、看護師と一緒に歩きます。
・歩く前に心電図モニター、酸素、酸素モニター、血栓予防のストッキングなどが外れます。体に残っているのは点滴、ドレーン、ストーマの袋、硬膜外麻酔（背中の細い管）です。

・腹部のレントゲンを撮ります。

手術後2日目から

・時々、腹部レントゲンを撮ります。
・定期的に採血をします。
・腹部レントゲンで問題なく、お腹の動きも良ければ食事が始まります。流動食から三分粥、五分粥、全粥、常食と上がっていきます。
・ドレーンの量に問題がなければ、抜きます（簡単に抜けます）。
・食事が進めば、点滴（中心静脈栄養）を抜きます。
・硬膜外麻酔を抜きます。

手術後約2週間

・腎臓から尿管、ストーマに出ているステントを左右1本ずつ抜きます。

・ステントを抜いた後に痛み・熱が出ない、採血に大きな問題がない、食事も普通に摂れて排便も大丈夫、という確認ができれば退院となります。

第6章 腎盂がん・尿管がん

腎盂・尿管とは

腎盂は、腎臓でできた尿が溜まる袋状の場所です。正常ではそれほど大きくありませんが、腎盂から下方に繋がる22～28㎝の尿管が結石《けっせき》や尿管がんで尿が流れにくくなり、大きくなると（水腎と呼びます）、それが激痛の原因となります。

尿管には、腎臓で作られた尿を膀胱まで運ぶ役目があります。内側から粘膜、筋肉、それを取り巻く繊維性の膜から成り立ち、腸と同じように蠕動《ぜんどう》します。尿管は最後に膀胱の壁を斜《なな》めに貫《つらぬ》きます。斜めに貫くことで、尿が膀胱に溜まり膨らんでくると、膀胱壁内の尿管は圧迫され、膀胱内の尿が尿管に戻らないような仕組みになっています。この仕組みが弱いと、尿が逆流して（膀胱尿管逆流現象）腎盂腎炎を起こしたり、腎機能障害を起こしたりすることもあります。

腎盂・尿管の内側は、膀胱と同様に尿路上皮でできており、したがって、がんもほとんどが尿路上皮がんになります。

経静脈性腎盂造影

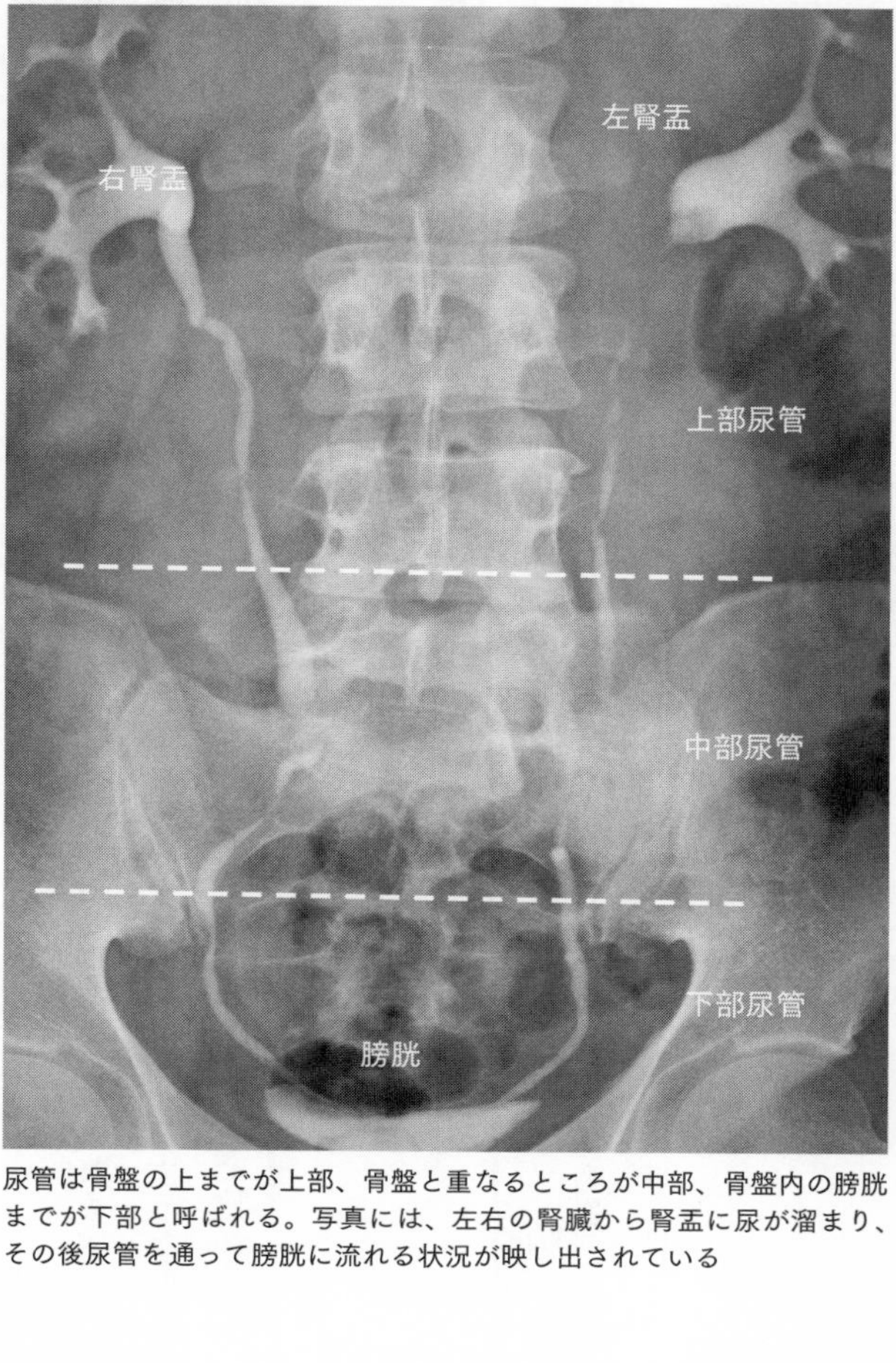

尿管は骨盤の上までが上部、骨盤と重なるところが中部、骨盤内の膀胱までが下部と呼ばれる。写真には、左右の腎臓から腎盂に尿が溜まり、その後尿管を通って膀胱に流れる状況が映し出されている

頻度と症状

腎盂がん・尿管がんは比較的稀な疾患で、膀胱がんの約20分の1と言われます。早期では、多くが無症状です。しかし、がんが大きくなると、肉眼でわかるような血尿が出たり、がんが尿管を塞ぎ、あるいは血の塊が尿管を塞いで腎臓が尿で腫れると（水腎）、病気がある側の背中が痛くなります。

診断方法

腎盂がん・尿管がんの診断と治療の流れを143〜144ページに図示しました。診断はほぼ共通ですが、尿の細胞診検査と画像（超音波、CT、MRI、逆行性腎盂造影）、尿《にょう》管鏡《かんきょう》検査となります。また、明らかに進行がんで骨転移が疑われる時には、骨シンチグラフィ検査も実施することがあります。

腎盂がんの診断と治療の流れ

- 画像検診
- 尿の細胞診
- 膀胱鏡検査
- 尿管鏡検査（生検・細胞診）
- 血液検査
- 胸部レントゲン検査
- 骨転移が疑われた場合は骨シンチグラフィ検査

↓

転移あり
↓
抗がん剤などの全身治療

転移なし
↓

悪性度が高い、もしくは腎の実質に浸潤
↓
●腎尿管全摘、手術前後の抗がん剤

悪性度が低い
↓
●腎尿管全摘、手術前後の抗がん剤
●内視鏡的切除、ＢＣＧ腎盂内注入療法

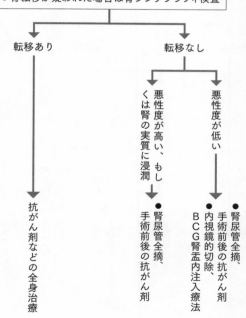

尿管がんの診断と治療の流れ

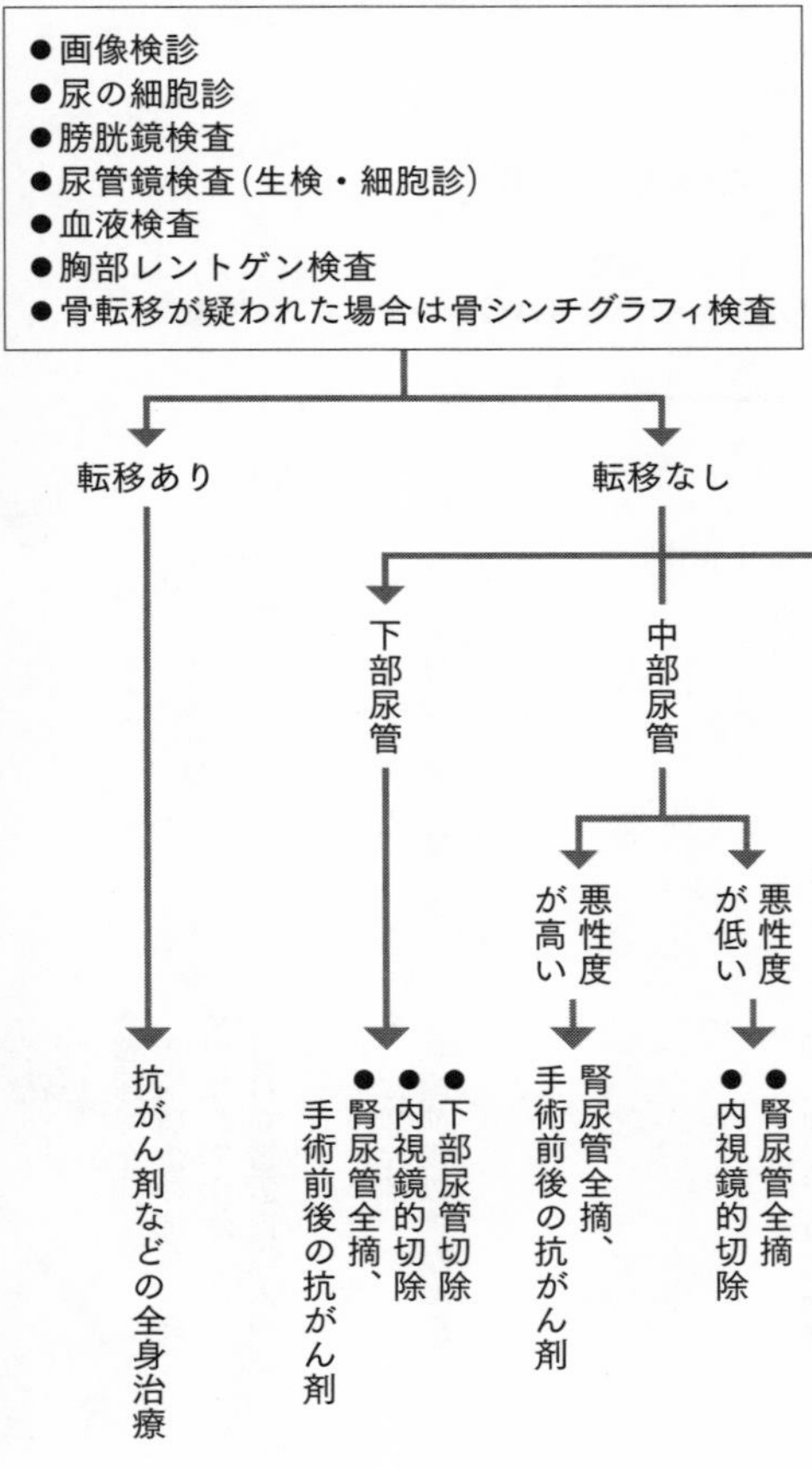
上部尿管
●腎尿管全摘、手術前後の抗がん剤
●内視鏡的切除

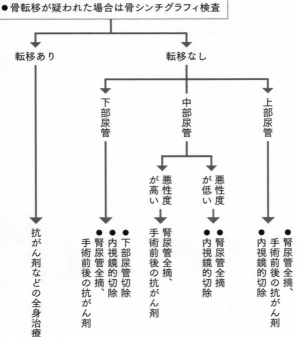

尿検査・尿細胞診

一般的に尿検査では尿潜血《にょうせんけつ》陽性・陰性で血尿を表すことも多いですが、専門医は尿潜血だけでなく顕微鏡で確認する尿沈渣《にょうちんさ》で血尿の有無を確認します。通常は顕微鏡で見て1～3個内であれば正常ですが、尿管がんや結石などがあると赤血球が多くなります。そして、その尿をさらに詳しい尿細胞診検査（53～54ページ）に出します。

膀胱がんでも重要な検査ですが、腎盂がん・尿管がんではさらにその重要性が増します。なぜなら膀胱と違い、細い尿管、さらにその細い尿管のさらに上にある腎盂のがんの診断は容易ではないからです。

超音波検査

どの病院・クリニックでも、外来に超音波検査（エコー）機器があります。腹部あるいは背中にゼリーを塗り、超音波を当てるだけです。しかし、ここで確認するのは水腎症がないかどうかで、よほど大きな腎盂がん・尿管がんでなければ、がんそのも

腎盂がんの発見1

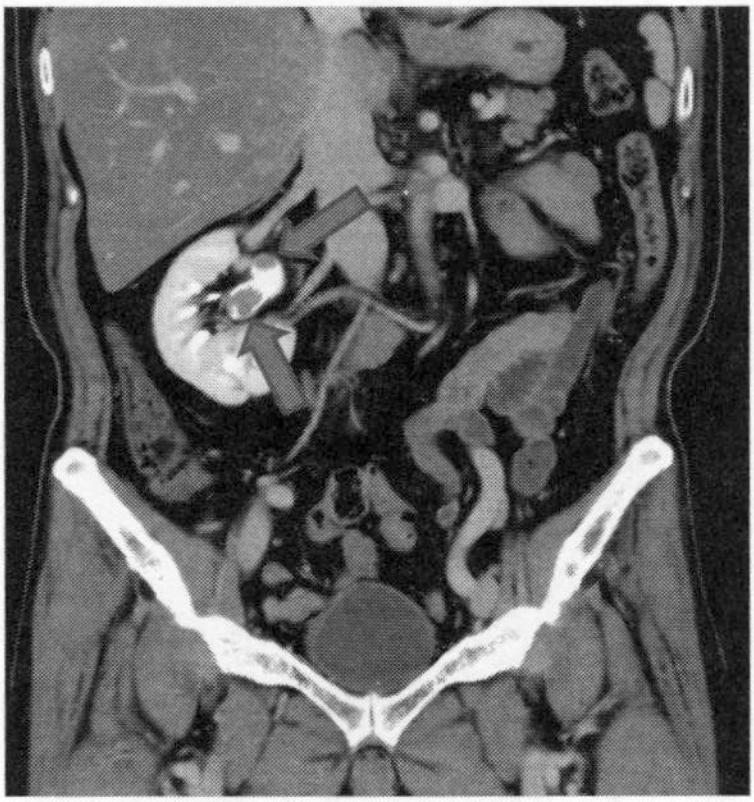

造影ＣＴ検査で腎盂内に２つの腎盂がんを認める（黒い部分）

のはわかりません。水腎があると尿管を詰まらせる何か（結石やがん）があると判断して、次の検査へ進みます。

ＣＴ検査・尿路造影検査

年齢が若く、結石を疑う時には、造影剤の注射をせずにＣＴ検査（単純ＣＴ）をしますが、これでは水腎症の程度や結石の有無（大きさや場所）はわかっても、それ以上のことはわかりにくいため、がんを疑う場合は造影剤を注射するＣＴを実施します。これによって腎盂・尿管が明瞭に映り、がんを疑う「できもの」があるのか、そのできものに血流があるのかがわかります。血尿があり、尿細胞診でがんが疑われ、造影検査でがんの存在が明らかであれば、この時点で治療に移行します。

逆行性腎盂造影

仮に尿細胞診検査でレベル４や５が出て、明らかに尿路にがんがあるとされても、造影ＣＴ検査でがんの存在が明確でないことがあります。しかも腎臓・腎盂・尿管は左右１個ずつありますから、どちらから悪い細胞が出ているのかもわかりません。そこで、膀胱鏡で膀胱内を確認し（膀胱がんを併発することがありますので重要な検査です）、尿管口（尿管が膀胱に開口する出口）から細い管を入れたら、腎盂・尿管から尿を採取し、尿細胞診に出します。さらに細い管から造影剤を流し、造影ＣＴより、明確に腎盂・尿管を映し出し、がんを疑う影がないかを確認します。

尿管鏡検査

施設により異なりますが、当院の場合は逆行性腎盂造影の際にも麻酔をかけること

腎盂がんの発見2

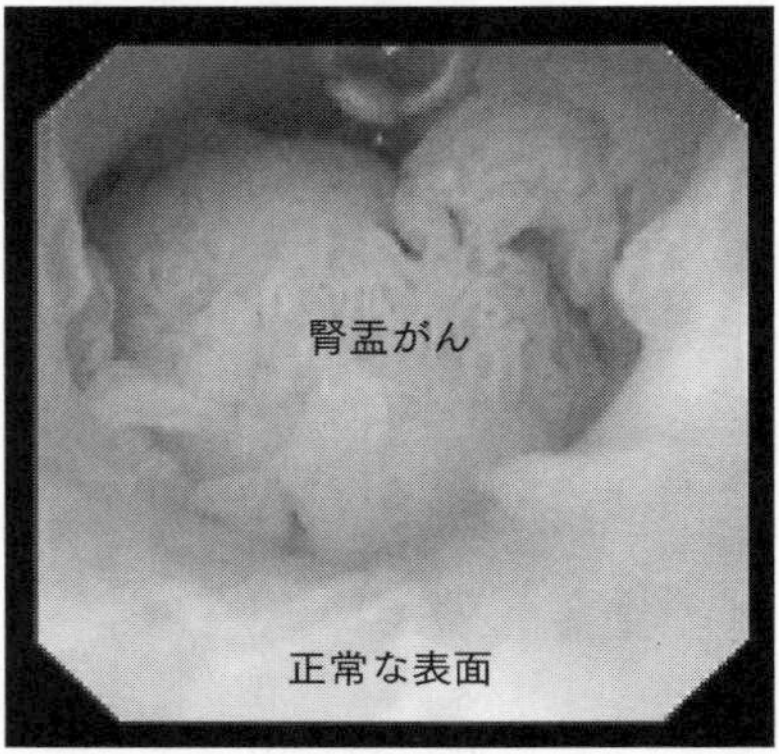

尿管鏡検査で腎盂の中に大きな腎盂がんを認める

が多いので、同時に尿管鏡検査もしてしまうことが多いです。20年以上前は細い尿管用の内視鏡はあまり普及していませんでしたが、現在ではきわめて細い尿管鏡（硬い硬性鏡や柔らかい軟性鏡があります）がありますので、利用することも多いです。

なにしろ、診断が容易でないことが多い場所ですので、細胞診は陽性、しかし、CTや逆行性腎盂造影でもがんの存在が明確でないことも珍しくありません。のちほど説明する治療では、腎臓・尿管・膀胱の一部を切除する手術が基本となります。

そんな大きい手術をするのにがんの存在が曖昧なまま治療はできません。最終的に種々の検査で曖昧であれば尿管鏡検査を実施し、実際に尿管・腎盂を観察します。小さいできものや粘膜の不整があれば生検《せいけん》（少量つまんで切除する）をして、病理の医師に診《み》てもらいます。器械は良くなっていますが、侵襲のある検査ですので最終手段として考えます。

ＭＲＩ検査

腎臓の機能が悪いと、造影剤を使用したＣＴ検査などができないので、腎機能にあまり影響のないＭＲＩ検査を実施することはあります。

コーヒーブレイク⑥

昔から、腎盂がん・尿管がんは診断が難しい場合が多かったです。現在のように細い内視鏡はなかったので、尿管の中を直接見て診断はできませんでした。ＣＴ検査も、今のようにすぐ、どんどん検査できる状況ではありませんでした。

また、膀胱鏡の器械も硬いものしかなく、麻酔なしで実施するのは無理がありました。造影剤を注射してお腹のレントゲン写真を撮り、それで尿管に腫瘍がありそう、あるいは逆行性腎盂造影で腫瘍がありそうであれば手術——という流れでした。全般的に今よりは進行がんが多かったので、手術した結果、がんがないという問題はありませんでした

そんな簡単なことで、腎臓・尿管を取るような大手術を決めてよいのかと思う方もいるでしょう。その通りだと思います。一方で、最近ではさまざまな検査ができるので、それぞれの検査の予定を立て、しっかり診断をつけて——ということになります。当然ですが、慎重にすればするほど診断まで長引き、特に尿管・腎盂がんはもともとの診断の難しさもあり、さらに長引いてしまうことがあります。時代を逆行するわけにはいきませんが、「まず間違いない」段階では、医師も患者さんも決断しなければならないと感じています。

治療

ここまで説明したように、ほとんどの場合、転移のない腎盂がん・尿管がんの治療の基本は手術となります。手術はとても厳しいものですが、病気のある側の腎臓・尿管・膀胱の一部分を摘除する手術です。

その他の稀な場合として、片方の尿管の下部尿管（膀胱近く）に小さい悪性度の低い尿管がんが認められると、場合によっては尿管の下端だけ切除したり、内視鏡的にレーザーで焼いたりすることもあります。また、左右の両方の尿管にがんが認められる場合も、尿管の部分切除や内視鏡のレーザー治療をすることもあります。

放射線治療は一般的ではありませんし、あまり効果は見込めませんので、おすすめはしません。しかし高齢、あるいは何らかの理由で麻酔がかけられず、手術ができない場合に実施することはあります。どれだけ効果があるか十分な情報はありませんが、私の印象としては、進行がすこし遅くなることはあるように思います。

腎盂・尿管に対するＢＣＧ治療／腎盂がん・尿管がんの診断は、がんが比較的大きくなると水腎症・血尿などをきたすので容易なことも多いですが、早期がんであったり、上皮内がん（平たいタイプ）であったりすると診断が難しくなることが多くなります。尿管鏡で実際に中を確認して生検できればよいのですが、それもけっして容易ではありません。結果的に、腎盂・尿管から直接取った尿の細胞診検査で陽性（クラス4や5）は出るけれども尿管鏡ではがんが不明瞭――ということもしばしばあります。

左右の尿管のどちらかであれば腎尿管全摘の対象ともなりえますが、大きながんがなく細胞診だけが陽性の方の大きな手術の決定は、さすがに簡単ではありません。膀胱の上皮内がんと同様にBCG治療が効果を示すことが考えられますので、場合によっては、腎臓から膀胱にかけて尿管ステントを入れて、膀胱にBCGを入れることで、BCGがステントを通して腎盂に逆流することを利用して腎盂・尿管のBCG治療をすることがあります。

この場合、ステントを左右どちらか、あるいは両方に入れた後に膀胱に造影剤を入れていき、腎盂に逆流する量を確認します。入院あるいは外来で、その逆流をきたす量のＢＣＧを入れて逆流させます。ＢＣＧがどれだけ、腎盂・尿管の粘膜に触れてくれるか不明瞭なところがありますが、選択肢が限られているので大切な治療です。

ロボット支援腎尿管全摘術

以前は、お腹の横を大きく開け、開腹手術により腎臓を摘出し、その後、尿管と膀胱の一部を切除するために下腹部も切開していました。やりたいことは現在も変わりはありませんが、その後、腹腔鏡の手術で、お腹の横に4～5カ所の穴を開け、長い鉗子を入れ、術者が手で操作して腎を摘出し、その後、開腹手術と同様に下腹部に傷をつけ、尿管・膀胱の手術をしていました。２０２２年4月、ようやくロボット支援手術が保険適用となり、可能となりました。

腹腔鏡手術とかなり似通っていますが、腹部に4～5カ所の穴を開けて、長い鉗子を入れ、鉗子をロボットのアームに繋げて、術者がすこし離れたところから鉗子を操作して手術をします。

ロボット手術の利点として、腹腔鏡手術と同様に出血が少ないこと、開腹手術の場合はお腹の横をかなり大きく切っていましたが、小さい穴を開けるので手術後の痛みが改善されたことなどがあります。さらに、腹腔鏡と比較してロボット手術の良いところは、尿管を膀胱の近くまで剝離《はくり》して処理していく過程がスムーズで、最終的に膀胱の一部を開けて部分的に切除する操作の確実性が高いことです。開いた膀胱をきれいに縫えることも利点だと思います。

また、多くの場合、手術台の上に横向きに寝てもらって腎臓の処置をして、その後、麻酔をかけたまま仰向《あおむ》けに体位を変えて尿管・膀胱の処理をするのですが、ロボット手術の場合は体位を変換する必要はありません。当院でも始めて日が浅いですが、今後はロボット手術が中心となっていくでしょう。

ロボット手術が適さないのは、以前に胃や胆嚢の手術などを受けて、お腹に手術の傷がある場合です。ロボット手術がまったくできないわけではありませんが、鉗子を

ロボット支援腎尿管全摘術の流れ

全身麻酔・硬膜外麻酔

↓

手術台に病気側の側腹部を上にして、横になる

↓

ポートを腹部に挿入

↓

腎臓の切除

↓

尿管の切除

↓

膀胱の一部を切除

↓

腹部に５～６cmの切開を入れ、
腎臓・尿管・膀胱の一部を摘出

↓

傷を閉じ、麻酔を終了し病棟に戻る

↓

水分摂取は早期に再開

↓

レントゲンなどの結果を見ながら、
翌日から食事開始

↓

数日後からドレーン抜去

↓

約１週間後に尿道カテーテル抜去

↓

退院へ

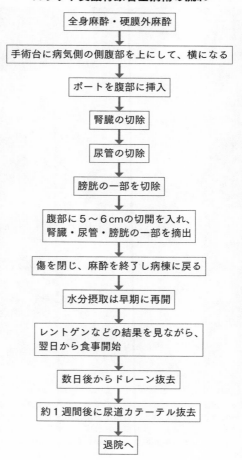

ロボット支援腎尿管全摘術

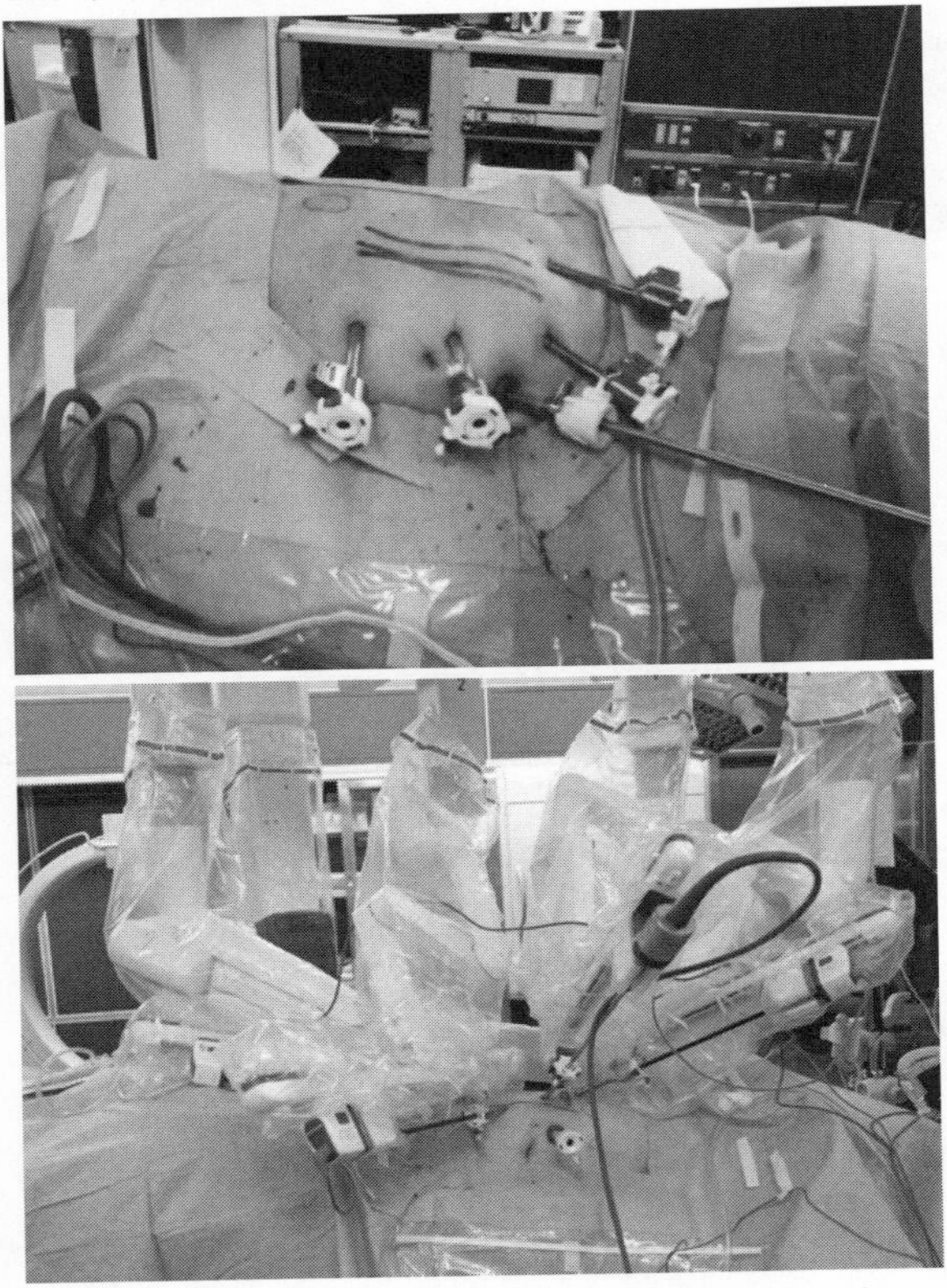

ロボット支援腎尿管全摘術の実際の様子。上／患者さんは右下に横向きに手術台の上に寝て、ロボット用のポートが5本刺入されている。下／患者さんの背後横からロボットのアームがのび、ポートと繋がり、それぞれ専用の鉗子が入り手術を始めようとしているところ

入れるための穴を開けて準備する際に、以前の手術のために腸が癒着している可能性があり、時間がかかったり、腸を傷つけてしまう可能性があるためです。その場合は、お腹の横に穴を開けて実施する腹腔鏡手術がよいかもしれません。

合併症

現在では腹腔鏡・ロボット手術も確立されていますので、大きな合併症はきわめて少ないです。多くは膀胱全摘（尿路変更を除く）の合併症に準じます（109〜115ページ）。違いとしてあるのは、腎機能障害です。腎臓は2個あり、1つを移植で摘出したりするくらいですので、ほとんどの場合、腎盂がん・尿管がんで片方の腎臓・尿管を摘出しても生活上困るような腎機能障害は起きません。

しかし、腎盂がん・尿管がんの治療の対象になる方は比較的高齢者ですし、糖尿病など他の病気で腎機能が落ちている方もいますので、手術前に腎機能障害の可能性、きわめて稀に血液透析を見据えた説明をすることがあります。

膀胱の一部も切除するので、約1週間、尿道カテーテルが入ります。カテーテルを抜く時に造影の検査もしますが、膀胱から造影剤のもれがあればカテーテルを再挿入して、すこし時間をおくことがあります。

第7章 化学療法・免疫療法

化学療法

がんの化学療法とは、抗がん剤を使ってがん細胞の増殖を抑えたり、破壊したりする治療方法です。薬物療法とも呼ばれます。

抗がん剤の多くは、注射・点滴で静脈から投与されると（がんの種類によっては動脈に入れることもあります）、血液中に入って全身を駆け巡り、体中のがん細胞を攻撃・破壊します。このように、体のどこにがん細胞があってもそれを破壊する効果があります。

抗がん剤は日進月歩で進化してきました。しかし、基本的にはがん細胞だけでなく正常な細胞にも効《き》いてしまうので、副作用もあります。けれども、20〜30年前とは違い、副作用自体が少ない・軽症であることが多く、副作用に対する薬も開発されてきましたので、以前の、とても辛い・耐え難いイメージとはかなり異なります。

膀胱がん・腎盂がん・尿管がんの多くは同様の尿路上皮がんなので、転移がある場合や膀胱全摘の術前・術後に実施する化学療法は同様ですし、その後の免疫治療もほぼ同じです。

がんが発見されると、それは突然のことですから、皆さん驚きます。それでも、手術に関しては受け入れなくてはいけない状況であることは理解していただけることがほとんどです。それでも、手術前や手術後に「化学療法をしましょう」と説明すると、さらに驚かれる方が多いのが実情です。

胃がんや乳がんなど、多くのがんに共通することですが、手術では肉眼的に見える範囲をきれいに残さず取ることを目標に実施するのですが、実際は、周囲や近くのリンパ節などに顕微鏡で見なければわからないレベルの小さいがんが存在することが多いです。もちろん、膀胱がんであっても多くの早期がんは膀胱内にとどまっていることが多いので、内視鏡手術やＢＣＧ治療で治癒してしまうことのほうが多いのですが、膀胱全摘の対象になるようなリスクの高い方は化学療法が必須となります。

２００３年に大規模な臨床比較研究（ＳＷＯＧ８７１０）がなされました。膀胱全摘手術の前に化学療法（ＭＶＡＣ療法）を実施した群と、膀胱全摘だけの群を比較したものです。その結果、全摘単独群の生存の中央値が46カ月だったのに対して、MVAC療法追加群は77カ月と大幅に改善しました。したがって、現在の標準的な考え方は抗がん剤の治療と膀胱全摘をセットとしています。

しかし、実際に膀胱全摘を受ける方の全員が化学療法をするわけではありません。アメリカでの調査によると、膀胱全摘を受ける方の30%が手術前に、20%が手術後に化学療法を受け、残る50%が化学療法を受けていない、との報告があります。日本での詳しい状況はわかりませんが、似たような状況だと思います。

なぜ、このようなバラツキが起こるのでしょうか。種々の理由がありますが、1つは血尿などの症状がひどく輸血も必要な状況では、輸血をしながら化学療法をするのではなく、まず膀胱全摘を実施し血尿をなくして全身状態が改善してから化学療法を実施する、という考えがあります。

次に、年齢です。膀胱全摘はかなりご高齢の方も対象となることが多い手術です。診断された時の年齢が高いこともありますが、最終的に進行がんが悪化すると血尿を止める手段がなくなり、患者さん自身が苦しむことになるため、ということもあります。ご高齢の方ですと全摘をして、全摘標本の病理を確認して化学療法の必要性を検討しようという臨床的な判断はよくあります。

また、稀ですが、尿路上皮がんではないタイプの稀ながんがTUR-btなどで診断され、その種のがんに対する化学療法の効果が疑問である時にも、全摘手術を先行させることがあります。

代表的な薬

シスプラチンを含む抗がん剤の組み合わせによる治療になります。一番多い組み合わせは、ゲムシタビンとシスプラチンのGC療法、メソトレキセート、ビンブラスチン、アドリアマイシン、シスプラチンの4剤のMVAC療法です。

従来からMVAC療法が多く用いられており、現在でも大切な選択肢ですが、当院と同様に、多くの施設がGC療法を第一選択としています。それは好中球《こうちゅうきゅう》（白血球の中の顆粒球《かりゅうきゅう》の1つ）減少、口内炎、脱毛などの副作用が比較的少ないからです。これら以外に、腎機能が悪い方に使用するカルボプラチンという抗がん剤があります。

実際の日程・流れ

入院後、尿と血液検査で腎臓の機能を正確に測定します。その測定値をもとに、抗がん剤の量を決めます。

抗がん剤は決められた100％の量で治療するほうが効果を考えるとよいのですが、ご高齢の方・腎機能が低下している方には70～80％の量で実施することもあります。実際に始める前に、薬の内容・副作用についての説明をします。あまり神経質になりすぎるのもよくないですが、患者さんご自身が副作用について理解することはとても重要です。

抗がん剤の点滴の多くは、30～60分で終了します。しかし、抗がん剤だけではなく、その前後に普通の点滴をして脱水状態での抗がん剤投与を防ぎ、腎臓・肝臓・心臓などの正常の組織・臓器を守ることもします。

昔は、首にある太い静脈に太い点滴（中心静脈カテーテル）を入れていましたが、現在では腕の静脈を使います。注射針がしっかり静脈内に入って漏れていないかを確認してから、抗がん剤を始めます。その後は適宜、採血検査・レントゲン検査・体重測定をして、症状はもちろん、検査上の副作用がないかを確認していきます。

多くの施設で3～4サイクルの抗がん剤を実施する時に、最初の1サイクルは10～14日入院して副作用の状況を把握します。その後、15日目、22日目、あるいは2サイクル目以降は、短期入院や外来で実施することも可能です。

施設によってやや方法が異なりますが、病院の近隣にお住まいの方は短期入院ですませ、外来でもよいと思います。遠方から来院される方は場合により、長めの入院で対処するほうが安全なこともあります。ただ、長期入院のストレスも避けるように相談しながら計画していきます。

コーヒーブレイク⑦

抗がん剤を膀胱全摘の前に投与するか、後《あと》に投与するかは悩ましい問題です。前述したように、膀胱全摘と抗がん剤を合わせてするほうがすこし成績が良いので、そうすべきと思います。

しかし実際は、対象となる患者さんがかなり高齢であると、体力を落とす抗がん剤治療後の大きな手術はよいのか、悩むこともあります。また、手術前に抗がん剤を投与するのに約3カ月かかりますが、抗がん剤の効果があればよいのですが、効果が「?」の時に手術が3カ月先になることがよいのかは考えてしまいます。

したがって、膀胱全摘をして膀胱の病理結果を見て必要だと判断したら患者さんと相談して実施することも、特に高齢者ではありえます。前述したように、世界的な報告でも手術前に抗がん剤を実施しているのは30%、手術後には20%、何もしていないのが50%となっています。私はこれを知った時、すこしホッとしま

MVAC療法（28日周期）

薬剤名	対表面積あたりの薬剤量	日程
メソトレキセート（MTX）	30mg/m²	1日目、8日目、15日目、22日目
ビンブラスチン（VBL）	3mg/m²	2日目、15日目、22日目
アドリアマイシン（ADM）	30mg/m²	2日目
シスプラチン（CDDP）	70mg/m²	2日目

GC療法（21日周期）

薬剤名	対表面積あたりの薬剤量	日程
ゲムシタビン（GEM）	1000mg/m²	1日目、8日目、15日目
シスプラチン（CCDP）	70mg/m²	2日目

した。必ずしもガイドライン通りにはいかないこともあるし、世界中の泌尿器科医もそれぞれ悩みつつ決めているのだろうな、と思ったからです。

副作用

主な副作用と対策を上の表に示します。

副作用と対策

副作用	主な対策
好中球減少症（白血球の種類のうちの1つ）	治療の休止、G-CSF製剤の投与。予防として手指の消毒、食材の加熱、生の果物・野菜の洗浄、シャワー・うがい・歯磨きで生活を保つ。発熱を伴う時は、抗生物質などを投与
血小板減少症	治療の休止、ひどい時は血小板輸血
貧血	治療の休止、ひどい時は輸血
吐き気、嘔吐	各種制吐剤
血尿	治療の休止
腎機能障害	治療の休止
肝機能障害	治療の休止、肝庇護剤
呼吸器症状	治療の休止
下痢	止痢剤
口内炎	注射後10日前後が多い。各種トローチ、うがい薬、クリーム、軟膏、噴霧薬、鎮痛剤などで口腔内の清潔を保ち、栄養状態を改善、保湿する。また、香辛料、喫煙、熱い食事、飲酒は避ける
便秘	各種便秘薬

前述したように、抗がん剤の良くない点は正常な細胞にも効いてしまうことです。赤血球・

白血球・血小板《けつしょうばん》などの血液の成分は骨髄《こつずい》で作られますが、その骨髄にも抗がん剤が効いてしまうので、注射後10日後前後に好中球や血小板が減少することがあります。

かなり前は、好中球が極端に減少すると感染症となる危険があったため、隔離して厳重な管理をしていましたが（現在でも他疾患で特殊な状況下でありえます）、現在はG－CSF製剤（商品名：グラン、ノイトロジン、ジーラスタなど）の注射で好中球を増やすことができるので、かなり安全になりました。

その他の副作用では、嘔吐までいかなくても、何となく食欲が落ちて便秘になるということがあります。多くは、好中球が上昇する時期と合わせて改善することが多いです。

免疫療法

免疫チェックポイント阻害薬

以前は化学療法で効果がなく、再発・転移が起きると、いわゆる対症療法（痛い時には痛み止め）しかありませんでした。しかし現在は、この免疫チェックポイント阻害剤が使用できるようになり、時に想像以上に効果が出ることがあります。

ペムブロリズマブ（商品名：キイトルーダ）やアベルマブ（商品名：バベンチオ）は、代表的な免疫チェックポイント阻害剤で、ＰＤ－１（ピーディーワン）と呼ばれる免疫関連たんぱく質を阻害し、抗腫瘍効果を示すと考えられます。

ウイルスや細菌などの異物に対する防御反応である免疫は、がん細胞に対しても働きかけます。最近、がん細胞が増殖するために、免疫の一員であるＴ細胞に攻撃のブレーキをかける信号を送ることがわかってきました。キイトルーダやバベンチオはＴ細胞のＰＤ－１に結合することにより、がん細胞からＴ細胞に送られているブレーキ

特に注意を要する副作用

- 間質性肺炎
- 膵炎
- 肝不全・肝機能障害・肝炎
- 大腸炎・重度の下痢
- 内分泌障害（甲状腺・副腎・下垂体）
- 1型糖尿病
- 心筋炎
- 神経障害
- 腎障害
- 筋炎・横紋筋融解症
- 重症筋無力症
- 脳炎

を遮断します。その結果、T細胞が活性化され、抗がん作用が発揮されます。

抗がん剤治療後、進行あるいは転移を起こした膀胱がんに対し、この種の薬を使用することが可能です。キイトルーダは、1回200㎎を3週間間隔で30分間かけて点滴で投与します。外来通院での治療も可能です。当院では、外来化学療法センターを設けています。

副作用

一般に、抗がん剤より副作用は軽微と言われますが、免疫に関連した副作用が高頻度に出現することがあります。

当院でも、他の化学療法ではあまり経験しない甲状腺機能障害の経験があります。毎回、点滴をする前に血液検査をして症状を確認してから実施しますが、重要なのは、患者さんが、発熱、だるさ、脱力感、吐き気、食欲低下、息切れ、痒《かゆ》み、発疹、動悸《どうき》、頭痛など普段感じないことを感じたら、担当医にいち早く報告することです。

コーヒーブレイク⑧

どんな病気もそうですが、がんと診断されれば、それは生活を変え、命も奪われかねないものですから深刻です。

当院では、無料ネット相談をホームページを通して実施していますが、多いのが「○○がんと診断されて治療方法を検討しているが、担当の先生からの説明がなさすぎる」です。担当医もまったく説明しないわけではないと思いますが、わかりやすい説明を十分な時間をかけて行われておらず、がんと言われてショックなところに治療方法もよくわからない、途方に暮れての相談——となっているようです。

なぜ説明が不足してしまうのでしょうか。

もともと、そういう方なのかもしれませんが、理由の多くとして、忙しすぎて余裕がない、あるいは専門家ではない、があると思います。「働き方改革」のおかげで医師も昔よりは余裕を持った働き方になりつつあります。昔は当直で寝ずに救急患者さんに対応した翌日も普通に外来や手術を行っていましたが、今は当直明けには休む必要があります。良い方向だと思います。しかし、患者さんが減るわけでもなく、給料もどこからかサポートされるわけでもありませんので、医療スタッフの忙しさは変わりません。

がんであることをお知らせし、どういう治療を選ぶかという大切な話でも5分で終わらせ、事務的な話に終始してしまいがちです。環境が変わるのを待てば100年かかるでしょうから、これは医療側、特に医師が時間をうまく使い、できるだけ丁寧な説明をしなければなりません。

もう1つの「専門家」ではないというのも、大きな問題です。医療も経験がものを言う分野です。世界の「経験」が結実《けつじつ》したガイドラインがあり、多くがガイドラインに沿って診断・治療を考えていきます。しかし、それでも経験の浅い医師には説得力がなく、表面だけの説明になりがちです。結果として、患者さんがピンとこないと感じるのも当然です。一定の理解・納得の上で治療も進めるべきですから、「腑《ふ》に落ちない」と感じたら、別の病院でセカンドオピニオンを聞くのもよいと思います。

コーヒーブレイク⑨

日進月歩で医学は進んでいます。見にくい手術がロボット手術で詳細に見えるようになり、アラグリオで膀胱がんが光るようになり、新しく効果のある免疫製剤も使用できるようになりました。それでも本書をお読みになった方は曖昧さを感じ、治療は難しいと思われたかもしれません。

しかし、現在も多くの新しい診断法・治療方法が開発されています。たとえば、近い将来に使用できるかもしれない治療として、細いチューブの中に抗がん剤を入れ、膀胱内に入れてしまう治療が考えられています。すこしずつ抗がん剤が溶けてがんに効く、というわけです。他にも、ゼリー状の抗がん剤を尿管に入れる治療もあります。このことで流れやすい尿管の中でうまく止まり、がん細胞をやっつけてくれるかもしれません。大昔から研究され、なかなか実現はしませんが、人工的な膀胱があれば腸を使った新膀胱も必要なくなるかもしれません。

第8章 経過観察と予後

再発と予後

膀胱内再発

膀胱がんは、もともと再発しやすい病気で、TUR－bt後は約半数が再発します。その再発率をできるだけ低くするために、TUR－bt直後の抗がん剤（ピラルビシンなど）の膀胱内注入や、手術後に外来で行うBCG膀胱内注入治療があります。

筋肉に浸潤していない筋肉非浸潤性膀胱がんがBCG治療しないまま経過すると、再発は31～78％の人に起こりますが、BCG治療を実施すると26～55％に減少します。膀胱がんは個々の違いが大きく、再発の結果の幅も広いのですが、大まかに言えば、BCG治療で再発率は半減すると言ってよいでしょう。

さらに、筋肉非浸潤がんが筋肉浸潤がんに進行する頻度は、BCG治療をしないと0.8～45％ですが、BCG治療を実施すると2.4～28％程度に減少すると言われています。いずれにしても高い頻度で再発はありえますので、それに対応するよう経過観察する必要があります。

腎盂がん・尿管がんで腎尿管全摘手術をした後も、膀胱内に同様のがんが再発することがあります。筋肉浸潤がんではいきなり発見されることは稀ですが、膀胱がんと同様に慎重に経過を見る必要があります。

膀胱全摘後の５年生存率は約50％とされ、厳しい結果です。それゆえに手術前や手術後の化学療法が推奨されます。膀胱全摘後や腎尿管全摘後は、局所再発と遠隔転移をチェックしていきます。

局所再発

局所再発は、手術した周囲やリンパ節郭清をした場所に起きることがあります（約10％）。多くは2年以内に起きます。

遠隔転移

遠隔転移がよく起きる場所は肺、リンパ節、肝臓、骨が挙げられます。これも、手術後2~3年内に起きることが多いです。

腎盂・尿管の再発

膀胱全摘後の約5%に、上部尿路と言われる腎盂・尿管に再発することがあります。

尿道再発

膀胱全摘後に男性の約5%、女性の約3%に再発することがあります。したがって、年齢、手術時間などが許せば、膀胱全摘の際に尿道も摘出します。新膀胱を作った方でも尿道は残ったままですが、そこに再発することもあります。しかし、回腸導管で尿道が残った場合のほうが、再発率が高いと言われています。

経過観察

手術を乗り越え、さらに抗がん剤治療を乗り越え、それでも外来で経過をしっかり追っていく必要があります。治療後にどのように経過を観察していくかは、それぞれの病気の再発率などにより異なります。

TUR-bt後は、基本的には定期的な膀胱鏡検査となります。その頻度はリスク分類によって異なります。また、膀胱鏡と共に尿検査・尿細胞診検査を実施します。高リスクの方は定期的なCTの検査を実施し、転移が起きていないかも念のためにチェックします。

182ページの表に示したように、リスク分類にもとづいた経過観察の指標（日本泌尿器科学会ガイドライン）があります。膀胱全摘の場合は、血液検査・尿検査と定期的なCT検査が必要です。腎尿管全摘後は、やはり定期的な尿検査・膀胱鏡検査・CT検査が必要です。

リスク分類にもとづく経過観察

	観察方法
低リスク	３カ月後に膀胱鏡検査、その後６カ月ごとに同検査を２年間、その後は１年ごとに５年まで
中リスク	３カ月後に膀胱鏡検査＋尿細胞診、その後は６カ月ごとに同検査を３年間、その後は１年ごとに同検査を５年まで
高リスク	２年間は３カ月ごとに膀胱鏡検査＋尿細胞診、３～５年目は６カ月ごとに同検査。10年目までは１年ごとに同検査。その後は臨床的判断で。尿中分子マーカーは適宜考慮する。ＣＴを３年まで毎年、その後は２年ごとに計10年程度観察
腎盂・尿管のチェック	初期に造影剤を使用したＣＴによる尿路造影でチェック、低・中リスクは臨床的な判断でその後の検査をしていく。高リスクは３年後まで毎年、その後は２年ごと10年まで実施

		術後 １年目	術後 2・3年目	術後 ４年目	術後 ５年目
筋層浸潤(pT2)以下、かつリンパ節転移なし	血液検査	３カ月ごと	６カ月ごと	６カ月ごと	６カ月ごと
	ＣＴ・細胞診	３カ月後 ６カ月後 12カ月後	６カ月ごと	12カ月ごと	12カ月ごと
pT3以上、またはリンパ節転移陽性	血液検査 ＣＴ・細胞診	３カ月ごと	６カ月ごと	６カ月ごと	６カ月ごと

何事もないと安心して外来受診を忘れてしまう方もいますが、何も起きないようにするための、起きても早く手を打つための外来です。ご自身・ご家族のためと思って来院されてください。

おわりに――すこし長い自分史

いつの間《ま》にか、67歳になりました。以前は治療する患者さんのほとんどが私より年上でしたが、今は年下の人がかなり多くなりました。どんな職業も経験がものを言うところがあると思いますが、医療もそうです。

当然ですが、医者になって2～3年時と現在では、同じ疾患を考える上で自分の考えや技術は違います。振り返れば、医学部生～研修医時代も医師としての準備は不足していたと思います。けっして不真面目な医師ではありませんでしたが、あまりに余裕がなさすぎて、何が大事なのかを見極められなかったのではないかと感じます。

私の父は同じ泌尿器科の医師で、大学教授、院長、学長、理事長と上り詰めた人です。と言っても、開業医ではないので間近《まぢか》で働く姿を見たわけではないし、忙しすぎて、家で一緒に過ごす時間は少なかったために会話もなく、自分の将来を考える上で医師の選択肢はまったくありませんでした。

いちおう進学校に入りましたが、2年生からは文系に属し、バスケットボールと読書のみで3年間を過ごしたので、当然、成績はとても悪く、当時文壇に登場した五木《いつき》寛之《ひろゆき》に憧れて「早稲田に行って小説家になる、ついでにラグビーをやる」と夢ばかり見ていました。

そんな学生が大学に受かるわけもなく、浪人を2年してやっと希望学部ではなかったのですが、早稲田に入りました。入ったとたん、自分が考えていることが現実的ではない、何か違うと感じました。そんな時に高校のバスケットボールの先輩で医学部に行っている方と食事をすることになり、医者がどんなに大切で面白い職業かと言われました。父親が医者であるのに恥ずかしい話ですが、その時はじめて興味を持ちました。

あっさり早稲田に中途退学の届けを出すと、医学部受験の準備を始めましたが、高校時代は文系でしたので、なかなかうまくいかず、2年浪人して岩手医科大学に受かりました。高校卒業以来、5年遅れで医学部に入ったことになります。大正生まれの父親の表情からは喜びを見出《みいだ》すことは困難でしたが、人伝《ひとづて》にとても喜んでいたと聞きましたし、母親ももちろん喜んでいました。親にかなり心配をかけたので、私自身もほっとしましたが、人間は急には変わりません。大学に入ったとたん、また、バスケット三昧となりました。

父親は岩手医科大学の前進である岩手医専を卒業後、東京慈恵会医科大学病院の泌尿器科に参加しましたが、その後、岩手医科大学に戻りました。その後、東京慈恵会医科大学出身の小柴健《こしばけん》先生が岩手医科大学に赴任し、父の部下になりました。

小柴先生は単身赴任で盛岡《もりおか》市に来られ、当時、私の家に下宿をしていました。小柴先生は本当に頭の良い、鋭《するど》い方でした。東京慈恵会医科大学を卒業後、ハワイで研修医をして、その後、アメリカのUCLA（カリフォルニア大学ロサンゼルス校）で研究員をした後に帰国されました。先見《せんけん》の明《めい》をお持ちで、当時出現した前立腺肥大症の手術である経尿道的前立腺切除術を経験し、「これからはこれだ」と感じたそうで、その機器を自分で買い、日本に持ち帰ったそうです。小柴先生の見込み通り、その手術は現在に至るまで、前立腺肥大症だけでなく膀胱腫瘍でも中心の手術となっています。

小柴先生は岩手県ではじめて腎移植を実施した方でもあります。仕事はもちろん、遊びも中途半端ではなく、岩手県立中央病院時代には、近くのゴルフ場に朝（仕事前）、昼（昼休み）、夕方（仕事終わり）に行ったという逸話が残っています。

そのような関係もあり、私は岩手医科大学を卒業後、小柴教授が初代教授となった北里大学病院にお世話になることになりました。北里大学病院は今もとても忙しいと思いますが、36年前も異常な忙しさでした。私は町田《まちだ》市に住み、車で通勤していましたが、陸の孤島のような場所で、盛岡のほうがよほど都会であるように感じました。5年前に北里大学病院に行く機会がありましたが、相変わらず、道路は渋滞で交通の便は悪いと思いましたが、病院は巨大化・近代化されていて、驚きました。

異常に忙しい研修医時代でしたが、その時に同じ釜《かま》の飯《めし》を食べた先輩・同僚・後輩とは今も交流があり、東京国際大堀病院を三鷹《みたか》市に開設後も、最もお世話になっています。

研修医4年目で、アメリカ・テキサス州ヒューストンのベイラー医科大学に留学しました。この留学が、その後の医師人生を大きく変えてくれました。留学先の主任教授は、新進気鋭のスカルディーノ先生でした。何と、小柴先生のUCLA時代、スカルディーノ先生は研修医で、一緒に働いたことのある仲だったそうです。

とにかくすべてがカルチャーショックでした。勤め始めて早々にスカルディーノ先生の外来につくことになりました。先生は、患者さんの診察のたびに私を紹介してくれました。診察が終わるといろいろと説明してくれたり、質問をしてくれるのですが、英語がわからないこともありますが、聞かれる内容も今まで聞いたことがないことばかりでした。

毎週水曜日にグランドラウンドという会議があるのですが、泌尿器科のスタッフだけでなく、病理医、腫瘍内科医、放射線科医が一堂に集まります。泌尿器科も前立腺がん、膀胱がん、結石、外傷など専門分野に分かれていました。朝7時から、日本の学会をはるかに凌《しの》ぐ素晴らしい内容の会議で、とても驚きました。4年間の厳しい研修医時代は最前線で戦う戦士のようでしたが、アメリカの会議は戦場を見つめる指揮官の集まりといった印象でした。

留学生の多くは基礎研究でラボ（研究室）に入り、試験管やマウス相手の仕事が多いのですが、私の場合は、9～17時の外来で主に前立腺の超音波や生検をすることでした。1日10～15件の超音波検査や生検を行いましたので、4年間で3000件を超えているでしょう。1990年代は超音波（日本で開発された！）の時代でしたので、これが1つの研究対象となり、超音波で見える前立腺がんと、実際に全摘された前立腺のがんとの比較研究などを行っていました。

日本では未だに超音波は研修医などの若手の仕事といった感じがありますが、何でも1つのことを数多くするといろいろなことが見えてくるもので、この時の超音波の経験が、今の仕事にも生きています。振り返ると、この4年間が、自分の泌尿器科医人生では最も輝いていた時だったと感じます（当時はそう感じていませんでしたが）。

全摘500例のデータベースを病理医と共に作り、それをもとに多くの論文を作りました。論文作成のために何度も夜遅くスカルディーノ先生の家に伺いました。奥様には「またか」という顔をされましたが、先生は手術後であっても疲れを見せることなくつきあってくれました。毎回毎回、論文を仕上げるために分析するのですが、私以上に数字を覚えていて、いつもその頭の良さ・分析力・数字に対する真面目な姿勢に驚かされました。それはアメリカで前立腺の世界で若きリーダーたる責任、患者さんに直接使うことの責任だなと感じました。

ベイラー医科大学の3年目にはインストラクター、4年目はアシスタントプロフェッサー（日本の講師レベル）に昇任しました。給料は倍になるし、大きな部屋を与えられ、周囲の人からは祝福され、「これは小さなアメリカンドリームかも」と思ったものでした。留学以来、英語では悩み続けましたが、アメリカ泌尿器科学会では何千人も集まる会議場で発表をしましたので、英語力もそれなりについたのだと思います（その頃がピークで、その後は確実に低下しましたが）。

アメリカの医者に聞くと、「アメリカで医療の差別・区別はないよ」と言うのですが、実際は大きくあると思います。ベイラー医科大学に来る患者さんのほとんどは裕福な感じの方でした。アメリカでは、医師はリスペクトの対象で、英語もろくに話せない、小さな若いアジア人の私に対しても、患者さんは嫌な顔を見せず従ってくれて、大きな問題はありませんでした。

ある時、近くのVA病院（軍人病院）から珍しく患者さんが来たのですが、明らかに進行がんで、すでに骨転移があるのでは？　と感じましたが、検査が終わると、私にいろいろ質問をしてきます。私も拙《つたな》い英語力で、厳しい状況を含めて説明をしました。去り際《ぎわ》にとても感謝されましたが、その人の暮らしている環境の違いを感じましたし、繊細な話を上手に英語で説明できないことの不甲斐《ふがい》なさを感じました。英語が苦手などという理由は本当にしょうもない言い訳で、そういうことを乗り越えてやらなければならないとつくづく感じました。その思いは今も変わりません。時折、当院にも外国の方が来られますが、言葉の壁を理由に避けることは絶対にしたくないと思っています。

ヒューストンで4年を過ごした後、北里大学に戻りました。アメリカで作った論文で医学博士号を取り、しばらくして講師に昇任させていただきました。今でもその時の感触を覚えていますが、アメリカでそれなりの業績を残していたので、講師になっても当然のような気持ちでいましたが、実際に任命されると、本当に自分にできるのか、患者さんの言うことに的確な返事ができるのか、3日間悩みました。しかし、講師になったのはきっかけであり、今後成長して日本一の講師になればいいじゃないかと切り替えることができました。

その後、母校である岩手医科大学に戻ったのですが、母校でも卒業後、北里大学に出て、その後アメリカに行きましたので、慣れずに空回りしていました。夏に他の医師の夏休みのカバーで遠野《とおの》市の病院にはじめて行って外来をしていると、私にファックスが来ているとの知らせが入ります。北里大学医学病院で腎不全・腎移植を担当していた医師が50歳の若さで心筋梗塞で亡くなったとのこと。とても尊敬できる素晴らしい方で親しくさせてもらっていたので、ショックでした。

がっかりしながら盛岡に戻ると、ヒューストンのスカルディーノ先生からメールが来ていました。その内容は「今度、ニューヨークのメモリアルスローンケタリングがんセンターに主任として赴任するが、一緒に仕事をしないか？」という誘いでした。「またアメリカ!?」と思いましたが、これも運命と思い、決断しました。ところがその後、「ヒューストンにがんセンターが開設され、そのトップとして残るからヒューストンに来い」との誘いに代わりました。メモリアルスローンケタリングがんセンターは世界1、2のがんセンターですから魅力的でしたが、ヒューストンの仕事環境は熟知しているのでやりやすいなと感じ、「行きます」と返事をしました。

今度は岩手医科大学を辞め、北里大学も辞め、留学ではなく就職としての渡米です。スーツケース2個を成田《なりた》空港に送り、飛び立つ前日に床屋に行き、家でメールを見るとスカルディーノ先生からのメールが入っていました。何と「やはりスローンケタリングに行くことになった、ニューヨークに来い」と。まさしく衝撃でした。メールを開いていなければ、そのままヒューストンに行ってしまっていたかもしれません。

スカルディーノ先生に自分から電話をすることなど滅多にありませんでしたが、さすがにこれは確認しなければと電話をしました。電話でも「ニューヨークに来てくれ」とのことでした。私はニューヨークの物価がとんでもなく高いことを知っていましたから「ヒューストンの予定の給料ではとてもやっていけない」と言うと、その場でヒューストンの倍近い給料を保証してくれました。もう24年も前のことで、その時の大変さの記憶も薄れてきましたが、成田に送った荷物を戻してもらい、ビザの手続きをやり直し、やっとの思いで3カ月後にニューヨークに行くことができました。

ニューヨークでの仕事はまず環境作りから始まりましたが、ヒューストン時代の一《いち》留学生とは違い、スカルディーノ先生が連れてきたスタッフという立場でしたので、逆に難しさを感じました。世界に名だたるがんセンターですが、前立腺がんのデータベースはないに等しかったので、そこから始めることとなり、膀胱がんが主な専門の病理の医師に前立腺がんの仕事をお願いするのにも苦労しました。しかし、さすがに有名な医師ばかりで、前立腺の世界でも最も有名な腫瘍内科医、放射線治療医がいましたし、膀胱がんのチームも世界を引っ張っている医師ばかりでした。

結局、4年間ニューヨークにいましたが、その間、日本から来た3人の留学生と学会・論文活動をしたり、各国から来ている研究員にプロジェクト課題を与え、論文活動をしたり、外来での超音波検査をしたりしましたが、なかなか思い描いた通りにはいかず、悩んでいる時間が多かったと思います。

2001年、9・11のテロが起こりました。朝、メモリアルスローンケタリングがんセンターの会議に出て、ミッドタウンにある外来棟に行くためにシャトルバスに乗っていたら、ラジオで大変なことが起きたと知り、外来棟に着くとエントランスホールに多くの人が集まり、テレビを真剣な顔で見ています。テレビには、ワールドトレードセンターのビルから煙が出ている様子が映っていました。すぐに「医療関係者は帰宅せず残ってくれ。ランチは準備するので」とアナウンスがありました。

病院はがんセンターでしたので、数人のけが人しか来なかったことを後で聞きましたが、本当にショックでした。ヒューストン時代には中東戦争がありましたが、平和・安全でいることの大変さ・難しさを感じました。常に悩み、頑張った4年間でしたが、仕事は何となく消化不良で、今後どうしようかと考えていたら、新宿《しんじゅく》の東京医科大学に来ないかとのお誘いをもらい、決断しました。アメリカに残る選択肢もありましたが、帰国しなければ臨床家としても研究者としても中途半端になるなと思ったのです。今もこの決断で良かったと思っています。

ヒューストンから帰国した時もそうですが、ニューヨークから帰国して成田に着いた時は、本当にほっとしました。日本も最近では理解できない暴力沙汰もありますが、それでも世界で最も安全な国だと思います。

町田から新宿まで小田急線に乗って通勤していましたが、久しぶりの満員電車に驚きました。ある時、まさしく鮨詰《すしづ》め状態の電車の中で、女性が「こんな満員電車で新聞を広げて読まないでください」と切実に叫んだのですが、相手は「ここは俺のスペースなんだよ」と押し問答。周りは苦笑いといったところでしたが、ある意味、平和だなあとも思いました。

満員電車の通勤に慣れるのに時間がかかりましたが、仕事も慣れるのに時間がかかりました。なにしろ、4年間も本当の意味での臨床から離れていましたし、アメリカで偉そうな発表をしても、4年間は手術をしていませんでしたので、自分は専門家として良い手術ができないというのはありえないと思いながらも焦《あせ》りました。幸い、手術がとても上手な先輩がいたので、参考にさせてもらいながら、改善していきました。

2006年、東京医科大学にダビンチが入ることになりました。当初、私のアメリカのボスのスカルディーノ先生はロボット手術に否定的というか慎重で、ロボット手術の利点だけでなく、欠点も見極めなくてはならないし、一番大切なのは手術の結果が本当によいのかどうか、それを見てからの話だ——との姿勢でした。私も、その時には勉強不足でロボット手術の意味するところがわかっていませんでした。しかし、ひとたび、ロボットに触れると、その操作性の良さ、手術の視野が良くて微細なところまでよく見えるのを感じ、これからはこれをやらなくては、と思いました。

しかし、いくらロボットが素晴らしくても、実際に動かすのは人であり、私も慣れるまでに時間がかかりました。当然ですが、慣れない人が行って結果が悪い、では話になりませんので、私が最初の30～60分を行い、その後は経験豊富な先輩にしてもらうということを継続しました。患者さんが30人目からはだいぶ慣れ、100人目になると、自分の思い通りに動かせると思いましたし、手術時間もかなり短くなりました。現在は1500人以上の方を手術しましたが、100例の頃のビデオを見直すと、もうすこし、ここをこうやればというところがたくさん見えてきます。

最近ではロボットを導入する病院も増え、若い医師が行う場面も増えてきました。当院はロボットメーカーの指定教育施設になっているため、若い医師が手術を見学しに来ます。私の手術を見てもらい、いろいろ話し合った後に証書を出します。今後ロボット手術をする上でのお墨付きを出すわけです。もちろん、若い医師たちは自分の施設で先輩に教えられながら経験を積むわけですが、慎重にやっていってほしいなと、いつも思います。

その後、東京医科大学のロボット手術センター長に昇任され、さらに多くのロボット手術に関わることができました。

61歳の時に、今後どうしようかと考えていると、外来で私が手術を担当した方で、その人自身も医師である方から、「病院をやったら？ 先生ならできるよ」と言われ、今まで考えたこともない発想に驚きましたが、もしかしたらそんな可能性があるかなと、早速、知人の起業家に相談をしました。すると「応援するからやってみましょう」という話になりました。

しかし実際は、大きなプロジェクトなのでスポンサーが必要ということになりました。すぐに医療関係の大企業で一度お会いしたことがある社長を思い出し、メールを送るとすぐ返事が来て、「一度会いましょう」となりました。振り返ると恥ずかしいのですが、いちおう簡単な事業計画書を作り、開口一番、「こういうプロジェクトがあるのですが、ご支援いただけないでしょうか？」と言うと、一瞬の迷いもなく、「応援します」と。私は驚き、感動しましたが、それからは人生の中でも最も多忙な日々を送りました。その企業の東京支社でプレゼンをするところから始まり、都内で良い場所あるいは継承できる病院を探すのに時間がかかりました。

２０１８年春、現在の東京国際大堀病院の前身である武蔵野病院（以前は産婦人科）が候補に挙がり、決定しました。その後、契約し、臨床のかたわら、設計に入りました。多忙でしたが、一番元気な時間を過ごしていたように思います。最初に相談した起業家からも「今が一番良い時、病院が動き出してからは大変」と言われましたが、本当にその通りで、夢を描き出した時の高揚感はすごいのですが、いざ実際に始まると毎日、現実的な問題に直面して頭を抱えることが多かったです。

それでも、２０１９年4月に開院に漕《こ》ぎ着けました。その2週間前に内覧会を実施しましたが、その時もまだ工事中で本当に間に合うのかといった感じでした。内覧会は病院の前の駐車場に会場を作り、大勢の方に参加していただきました。私の日本のボスである小柴教授、叔父の大堀英二《おおほりえいじ》先生、当時の三鷹市長にも挨拶をいただき、自分の番が来ると、急に涙が溢《あふ》れ、5分間も話せませんでした。大きな不安もありましたが、病院ができ、大勢の方が来てくださった安堵感もあったのだと思います。

早いもので、開院以来4年が過ぎ、5年目に突入しました。この間、あらゆる努力をし、近隣の病院・クリニックの先生、過去お世話になった北里大学の先生を中心に多大なご支援をいただいて、患者さんは小さい病院から溢れるほど来てくださいました。ロボット手術の点でも、泌尿器科の前立腺がん、婦人科の子宮筋腫の手術は日本有数となりました。

また、嬉しいことに多くの手術を受けた患者さんが「良い病院」との評価をしてくださいました。小さい病院ならではの、医師・看護師・その他のスタッフと患者さんとの距離感が近いからだと思います。大きな大学病院ではなかなか患者さんの訴えが届かない・時間がかかることもありますが、その点、小さな病院はとても良いと感じています。今後も驕《おご》ることなく、小さいことを積み上げて、より良い病院へ育てていきたいと思います。

開院以来、経営・人事・事務の細々《こまごま》など、苦しい場面のほうが多かったですが、高校を卒業して以来の、夢見がちでだらしなかった自分がよくここまで仕事人間になったなと自分を慰《なぐさ》め、また日本のボス・小柴先生、アメリカのボス・スカルディーノ先生の顔を思い浮かべつつ、奮闘しています（ボスの力は大きい！）。

また、医者になってからは夏休み1週間といっても、緊張が取れるのに数日、取れたと思ったら休みも終わりというような生活で、家族と一緒に楽しむ場面がとても少なかったのに、家族には長い間支えてもらいました（家族の力も大きい!!）。

長い自分史となりましたが、アメリカ時代の面白い話など、病院のホームページの院長ブログに載せていますので、興味のある方は覗いてみてください。

できるだけ平易な表現で説明しようと試みましたが、どうしても専門用語が多く、わかりにくい部分があったかもしれません。

病気は、人間ドックや検診をまめに受けている方でも、降って湧いたかのように突然告げられます。しかも、私も含めた多くの医師が多忙な外来の中の短い時間で病気の概要を説明するので、十分に伝えられないこともあります。本書で説明したように、膀胱がん、腎盂がん、尿管がんの治療の選択肢は多くなく、手術による治療が中心になります。少なくとも、なぜ手術が、その他の治療が、必要なのかを理解・納得し、治療に臨んでいただければと思います。本書が、皆さまのお役にすこしでも立てたら幸いです。

切りとり線

★読者のみなさまにお願い

この本をお読みになって、どんな感想をお持ちでしょうか。祥伝社のホームページから書評をお送りいただけたら、ありがたく存じます。今後の企画の参考にさせていただきます。また、次ページの原稿用紙を切り取り、左記まで郵送していただいても結構です。

お寄せいただいた書評は、ご了解のうえ新聞・雑誌などを通じて紹介させていただくこともあります。採用の場合は、特製図書カードを差しあげます。

なお、ご記入いただいたお名前、ご住所、ご連絡先等は、書評紹介の事前了解、謝礼のお届け以外の目的で利用することはありません。また、それらの情報を6カ月を越えて保管することもありません。

〒101-8701（お手紙は郵便番号だけで届きます）
祥伝社　新書編集部
電話03（3265）2310
祥伝社ブックレビュー　www.shodensha.co.jp/bookreview

★本書の購買動機（媒体名、あるいは○をつけてください）

＿＿＿＿新聞の広告を見て	＿＿＿＿誌の広告を見て	＿＿＿＿の書評を見て	＿＿＿＿の Web を見て	書店で見かけて	知人のすすめで

★100字書評……ロボット手術と膀胱がん・尿管がん

名前

住所

年齢

職業

大堀 理　おおほり・まこと

1956年、東京生まれ。岩手医科大学卒業後、米国ベイラー医科大学に留学。泌尿器科講師を務めた後、ニューヨークにあるメモリアルスローンケタリングがんセンター、前立腺診断センター副所長に就任。2007年、東京医科大学泌尿器科教授。2014年、東京医科大学ロボット手術センター長。2019年4月に、院長として東京国際大堀病院を開設。著書に『ロボット手術と前立腺がん』(祥伝社新書)など。

ロボット手術《しゅじゅつ》と膀胱《ぼうこう》がん・尿管《にょうかん》がん

大堀《おおほり》 理《まこと》

2023年 9 月10日　初版第 1 刷発行

発行者……………辻 浩明
発行所……………祥伝社しょうでんしゃ
〒101-8701　東京都千代田区神田神保町3-3
電話　03(3265)2081(販売部)
電話　03(3265)2310(編集部)
電話　03(3265)3622(業務部)
ホームページ　www.shodensha.co.jp
装丁者……………盛川和洋
印刷所……………萩原印刷
製本所……………ナショナル製本

Printed in Japan　ISBN978-4-396-11687-3　C0247

〈祥伝社新書〉
医学・健康の最新情報

404
科学的根拠にもとづく最新がん予防法
氾濫する情報に振り回されないでください。正しい予防法を伝授
国立がん研究センター がん予防・検診研究センター長
津金昌一郎

559
ロボット手術と前立腺がん
日本人男性に最も多いがん、前立腺がん。その新しい治療法を紹介する
医師
大堀 理

591
ロボット手術と子宮がん
婦人科におけるロボット手術の開拓者である著者が、わかりやすく説く
医師
井坂恵一

348
臓器の時間 進み方が寿命を決める
臓器は考える、記憶する、つながる……最先端医学はここまで進んでいる！
慶應義塾大学名誉教授
伊藤 裕

654
気がついたら自律神経が整う「期待しない」健康法
ストレスの9割が「期待」から生まれる。心と体が楽になる呼吸法などを披露する
順天堂大学医学部教授
小林弘幸